「改善脖子僵硬
身體90%的疼痛都會消失」

体の痛みの9割は首で治せる!

三井 弘 著
游韻馨 譯

「脖子」就是人體的生命線

我是一位骨科醫生，長年來看過無數患者。這幾年到我診所求診的病患，出現了某種變化。幾年前求助於骨科的患者大都還是體育系學生、運動選手，或遇到突發意外導致骨骼受傷的人，以及腰、膝蓋等部位出現骨骼或關節問題的中高齡族群。不過，最近只要觀察骨科候診室的患者，就會發現越來越多以前不可能出現的年齡層。這些患者主訴的症狀有幾個共通點，追根究柢之下，問題全部來自於「脖子」。

脖子不只是人體的重要部位，也是治療難度極高、治療選擇性極少的位置。一般人在日常生活中很少注意脖子的狀況，也從未意識到脖子有多重要。事實上，脖子裡除了有食道、氣管、血管，還有主掌全身的神經束，也就是脊髓貫穿其中。若以「人類的生命線」來形容脖子，一點也不為過。

脖子健康，才能無病無痛愉快生活

大多數到骨科求診的患者都有慢性肩膀痠痛、手臂麻痺、頭痛等症狀，這些疼痛症狀都出自於脖子，這些現象代表生命線發生異常，身為骨科醫師的我不禁意識到嚴重的危機感。

除非遭遇意外事故等傷害，一般來說，脖子不會突然發生問題。**日常生活型態與身體姿勢，會在不知不覺中對脖子造成負擔，使其慢慢老化和耗損**，經歷幾個階段的演變之後，產生各種疼痛症狀。

本書除了幫助大家認識脖子的重要性，更詳細說明治療脖子時會遇到的各種問題。如果你已經出現疼痛症狀，書中更介紹可減緩症狀、強化並矯正頸椎的體操，馬上就能實踐，讓你重拾脖子的健康，過著無病無痛的愉快生活。

三井 弘

目錄 Contents

第6章 脖子QA診療室，找回頸椎自癒力……137

附錄 自我檢視「十大頸椎病變」，打造健康脖……151

電腦病／頸椎病／頸椎間盤突出／頸椎後縱韌帶骨化症／頸椎狹窄症／頸肩腕症候群／頸椎挫傷／癌症（惡性腫瘤）／DHS（頭顱下垂綜合症）／其他疾病的併發症

脖子健康度檢測表

當脖子出現不適，症狀不一定出現在脖子。有些以為與脖子無關的症狀，或發生在非脖子部位的疼痛，都很可能是脖子引起。請大家做下方的檢測表，確認頸部的健康狀態。若勾選到★標示的症狀，請務必前往骨科檢查；勾選到★★標示的症狀，請立刻前往骨科進行精密詳細的檢查。

□最近扣襯衫釦子時感覺有些困難，甚至無法扣釦子。
□想用指尖夾起硬幣等小東西卻無法完成。（★）
□雙手無法施力。
□字跡不像以前那樣端正。
□吃飯時無法好好拿筷子，或感覺不太會拿筷子。（★）
□不扶把手就無法上下樓梯。（★★）
□走路時總覺得腳步虛浮。
□碰觸肌膚時感覺遲鈍。（★）
□脖子痛到晚上睡不著。（★）
□即使在家靜養，脖子還是持續疼痛超過四天。（★）
□長時間感覺手腳麻痺。（★★）

脖子僵硬會引發的症狀

當脖子出問題，有時會在身體各處引發不同的症狀。請詳閱後續列表，出現與自身狀況相符者，請圈起來做記號。如果每個項目皆圈出一個以上的記號，且在沒有特殊原因的狀況下，該症狀持續好幾天，問題可能就出在脖子上。

●出現在「頭部」的症狀

頭部沉重／頭痛（鈍痛）／後腦勺產生鈍痛／頭痛暈眩重聽／耳鳴／眼睛疲勞／視線模糊／曾經被診斷出罹患緊張型頭痛

●出現在「頸部」的症狀

脖子肌肉僵硬／脖子後方疼痛／脖子根部疼痛／脖子無法轉動／脖子一動就痛／脖子到肩膀的肌肉疼痛／下巴抬起困難或無法抬起／脖子或喉嚨附近感覺怪怪的／難以低頭或無法低頭

●出現在「肩膀、背部到胸部」的症狀

肩膀肌肉僵硬／肩膀疼痛／肩膀到上手臂疼痛／肩胛骨下側疼痛／肩胛骨內側疼痛／背部肌肉緊繃／手臂根部疼痛／上胸部疼痛／乳房疼痛／背肌疼痛（背痛）

●出現在「手臂、手指」的症狀

上手臂抬起困難／手臂無法施力／手臂一動就痛／上手臂疼痛／下手臂疼痛／手臂無來由地感覺麻痺／手臂沉重／手臂到指尖疼痛／手部感覺遲鈍／手指無來由地感覺麻痺、刺痛／無法握住汽車方向盤／感覺握力變差

●出現在「腰部、腿部」的症狀

腰痛／大腿到趾尖麻痺、刺痛／足部（大腿）抬起困難

●出現在「全身感覺」的症狀

無來由地意識模糊／感覺失神／感覺噁心／專注力下降
身體虛浮／容易疲累／水腫／身體左右邊的感覺不同
手腳冰冷／失眠／情緒低落／更年期障礙

第 1 章

別再當低頭族，小心頸椎病找上你！

頭痛、手麻、專注力遍差，可能是脖子出問題！

頭痛、憂鬱，都是因為脖子太僵硬

骨科專門治療和研究與骨骼、關節、肌肉、脊髓、神經等相關的疾病或傷害。除了手術之外，也透過其他治療方式消除疼痛、利用復健恢復運動功能，醫治許多因身體各部位疼痛或感到不適而前來就醫的患者。

各種職業類型的人，都可能得到「頸椎病」

直到十年前，骨科患者大都是高齡族群。雖然受傷前來就醫的年輕族群也有一定數量，但絕大多數是隨著年齡增長而出現疼痛問題的年長者，他們**因為長期磨損，導致骨骼與軟骨逐漸流失、衰退，產生腰痛、膝蓋疼痛、關節痛、骨質疏鬆等症狀。**

反觀現在到骨科求診的患者，男女老少、形形色色皆有。除了原本比例偏高的年長者，還有正值工作高峰期的上班族、社會新鮮人、大學生及國高中生。患者的職業類別更涵蓋了業務員、行政人員、專業經理人、家庭主婦等。

一旦脖子出問題，症狀多到超乎想像

改變的不只是患者的年齡和職業，主訴症狀也與過去截然不同。如今到我診所就醫的患者中，**主訴症狀除了常見的頭痛、肩膀痠痛、背部疼痛、手部麻痹，還包括過去骨科從未接觸過的心理層面，例如專注力低下、憂鬱等情緒困擾**，問題相當複雜。

甚至有患者表示：「我的頭痛問題非常嚴重，看過內科、神經外科、身心科，看了好多醫生，不僅沒有起色，反而越來越嚴重。」

「頭痛、專注力低落」等症狀乍看與脖子無關，患者也絕不會將兩者聯想在一起，不過，這些症狀其實都是因為「脖子」出現異常。肩膀痠痛、背部肌肉疼痛這類顯而易見的症狀，大多數人會認為「起因是肩膀肌肉僵硬，而非脖子出狀況」，即使問題出在脖子，患者也不免懷疑「明明痛的是背部，怎麼可能跟脖子有關？」

「脖子」是遍布全身的神經彙整後，往上串連腦部的部位，由此可見，這個部位極度重要。正因如此，身體各處才會出現一般人以為與脖子無關的各種疼痛和症狀。

年紀輕輕，但是脖子卻退化得像老人？

為什麼會有越來越多患者的健康問題來自於脖子？我認為最大的關鍵在於生活型態的變化，其中最重要因素是社會IT化（資訊科技化）。個人電腦已深入一般家庭，就像家電產品一樣。遺憾的是，電腦普及的同時，也引發眾多健康問題，這些問題統稱「VDT症候群」（電腦終端機症候群），也就是俗稱的「電腦病」。

電腦病是長時間看電腦螢幕（Visual Display Terminals）引起健康障礙的統稱，具體症狀包括肩背肌肉僵硬或疼痛、頭痛、無力感等。使用電腦時，若長期維持脖子前傾、盯著螢幕的姿勢，就會造成脖子極大的負擔，久而久之出現上述症狀。

令人驚訝的是，這些症狀已廣泛蔓延至國中生與高中生。現在年輕人從小接觸電腦與電視遊戲，與過去的孩子相比，在戶外遊玩的時間明顯減少。導致孩童從小缺乏運動，不只和成年人一樣罹患肥胖和高血脂症，並且在骨骼與肌肉發展未成熟的狀況下，就進入了青春期。**進入國中、高中階段後，孩子開始長時間使用電腦，但是脖子無法確實支撐頭部重量，進而出現電腦終端機症候群。**

脖子是連結最多「重要器官」的部位

為什麼脖子承受負荷時，就會產生疼痛或麻痺症狀？了解脖子的構造和機制，就會對此恍然大悟。請參閱左頁圖片，脖子是人類生存不可或缺的重要器官，不管是運輸血液至大腦的頸動脈、維持呼吸的氣管、運送食物至胃部的食道、分泌各種荷爾蒙的甲狀腺，以及連結全身神經以維持身體活動的脊髓，這些都是維持生命的重要器官，因此脖子連結了全身上下最多重要器官的部位。

脊椎從腰部往上貫穿背部和脖子，形成和緩的S曲線。**人體就是靠著這個S曲線，以及這個生理機制的中心「脖子」，支撐約體重十分之一的頭部。**脊椎又稱為背骨，分成頸部、胸部與腰部三大區塊——頸部稱為頸椎，由七塊椎骨構成；胸部稱為胸椎，由十二塊椎骨構成；腰部稱為腰椎，由五塊椎骨構成。

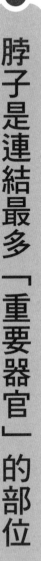

人體脊椎的正常曲線

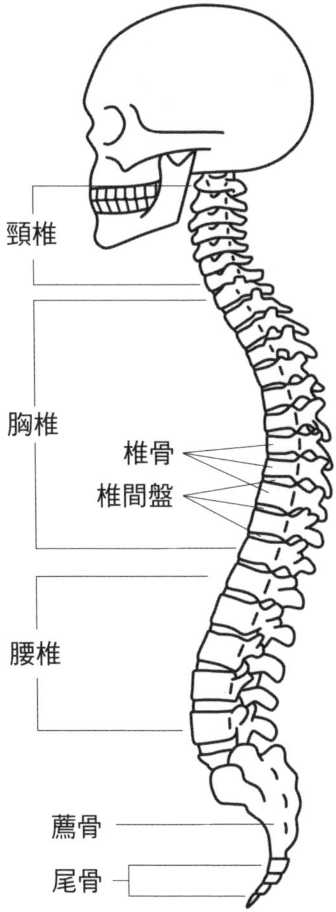
頸椎
胸椎
椎骨
椎間盤
腰椎
薦骨
尾骨

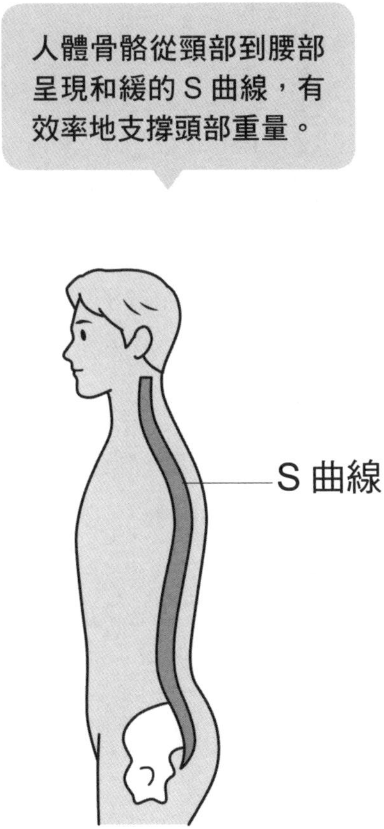
人體骨骼從頭部到腰部呈現和緩的 S 曲線，有效率地支撐頭部重量。
S 曲線

換句話說，人體的脊椎共由二十四塊椎骨連接而成。醫學上為了方便辨識，由上到下依序將形成頸椎的七塊椎骨，編上一到七的編號。

頸椎從二十歲開始老化，而且無法修復

支撐沉重頭部的七塊頸椎骨，是由椎間盤和椎間關節串連在一起。椎間盤與椎間關節皆由軟骨所組成，可緩和衝擊力道，不只可動性佳，還具有柔軟度，能幫助抬頭、低頭、回頭等頸部動作更加順暢。

除了椎間盤與椎間關節之外，頸椎也被韌帶和肌肉支撐（請參照左圖）。韌帶由纖維質構成，位於脖子前方與後方。在前方的是前縱韌帶、後方的則是後縱韌帶，其功用是充分保護椎間盤四周，避免椎間盤軟骨突出或分布不均。

此外，**負責保護頸椎的椎間盤與椎間關節很容易受到磨損，這類磨損或變形的老**

脖子與頸椎的構造

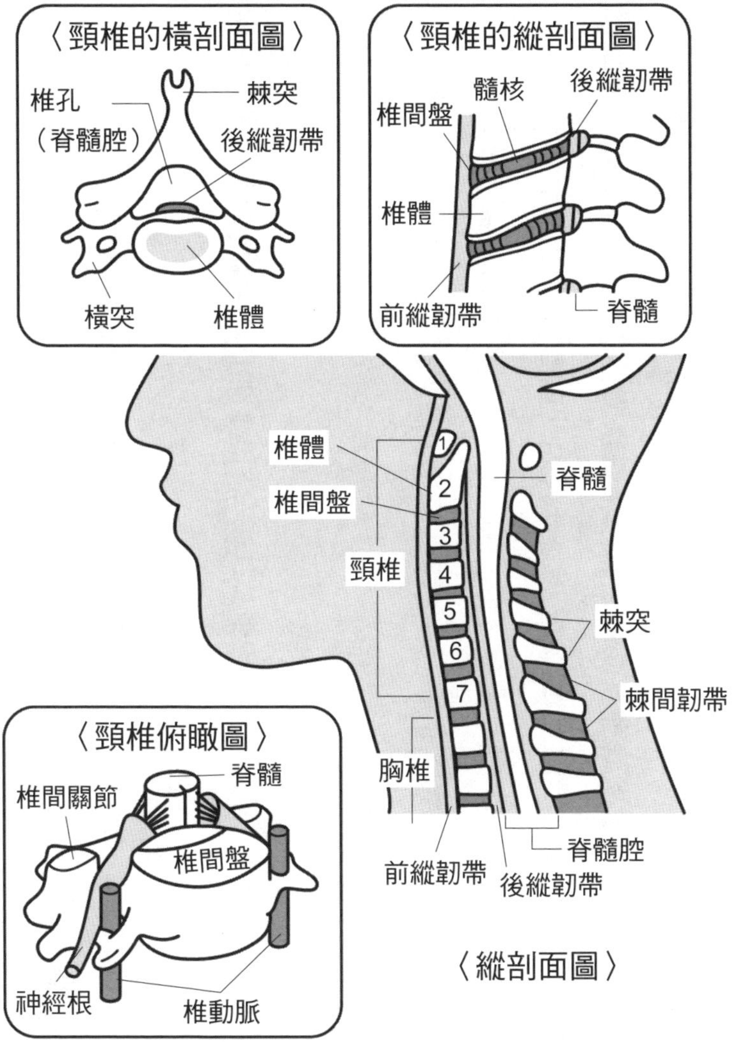

根據三井 弘所著之《頸部疲勞危害身體機能》（青春出版社）、《簡單易懂最新醫學　新版膝蓋、腰部與肩膀疼痛》（主婦之友社）的圖示繪製而成。

化現象從二十歲即展開；而且軟骨磨損之後，無法修復再生，這就是引起各種問題的原因。其實膝蓋也有類似的問題，只不過頸部是脊髓通過的重要通道，與全身健康有關，因此老化的影響比膝蓋更嚴重。

脊髓受損，也會讓大腦與身體的傳達受阻

將好幾億條遍布全身的神經全部匯集在一處，形成一束負責傳達身體訊號的網絡，這就是脊髓。它的粗細與小指差不多，連接腦部最下方的延髓（延腦），是人類維持生命活動不可或缺的重要部位。

此外，脊髓有對外連接的神經根，頸椎共有七塊椎骨，以左右一對的形式連接每塊椎骨（請參照上頁圖片）。**當椎間盤磨損、變形，壓迫或刺激到神經根，就會引發肩膀痠痛、手掌或手臂麻痺、頭痛等問題。**

人類的肢體動作，像是手腳的活動、步行等，都是由大腦發出指令，透過脊髓傳達至身體各處；而在體內或肌膚引起的疼痛或觸覺資訊，也會透過脊髓傳遞到大腦。因此，一旦脊髓受損，大腦與身體之間的雙向資訊傳遞，就會受到阻礙，使身體無法動彈、感受不到疼痛。

但令人驚訝的是，連接所有器官的神經，竟然匯集在只有小指粗細的脊髓裡，更不可思議的是，**脊髓通往大腦的通道是頸椎中的脊髓腔**，脊髓腔在整個頸部只占很小的比例。從這一點即可得知，脖子對人類的重要性。

脖子細弱，卻是全身健康的通道

雖然脖子很重要，但它的體積只占人體一小部分，而且十分脆弱。人類的大腦在進化過程中逐漸變大，科學家認為，人類為了支撐越來越大的腦部，於是發展出直立行走的能力；照理說，脖子應該進化成全身最粗壯的肌肉，誰知肌肉粗細卻沒隨著演進而改變。

有人提出「職業摔角選手脖子很粗」的看法。事實上，他們並不是脖子粗，而是肩膀與胸部肌肉發達，讓脖子看起來比較粗罷了。脖子是以頸椎為中心，在狹窄空間中聚集著各種器官，使得**頸部沒有多餘空間發展肌肉，只由一層肌膚覆蓋重要器官。**

正因如此，這個部位很容易被割傷、勒傷、刺傷或折斷。

脖子極度脆弱，可能一捏就全身無法動彈

我在任職的醫院裡，曾見過令我深感震撼的場景。

一位二十五歲的患者，因嚴重肩膀痠痛到骨科求醫，負責治療他的年輕醫生認為他的肩膀痠痛起因於脖子，如果真是如此，只要稍微捏一下脖子，疼痛或麻痺就會加劇。於是，醫生在問診後，輕輕捏了患者的脖子以確認病情，沒想到就在捏下去的瞬間，患者突然全身無法動彈。幸好經過緊急手術，患者又恢復了身體功能，但仍無法確定是否可以百分百痊癒。

我認為當時該位患者到醫院求診時，他的脖子早已罹患頸椎病或輕微的頸椎間盤突出。由於當年沒有磁振造影（ＭＲＩ），用手捏脖子並非錯誤的治療方式，只不過因為頸部是極度脆弱的部位，醫生或病人都必須特別小心。

踩空樓梯導致脊損，嚴重恐終生癱瘓

有時救護車會送來因為喝得酩酊大醉、不小心踩空樓梯而摔傷的上班族，這類患者到院時意識清楚，身上無嚴重外傷卻無法動彈。

像這種情形，幾乎都是**頸部受傷導致四肢癱瘓，亦即處於脊髓損傷的狀態，簡稱為「脊損」**。由於從樓梯摔落時，落地方式致使脊髓受損，因而引發四肢癱瘓。儘管透過手術可以恢復到一定程度，但也可能完全無法恢復，必須一輩子坐輪椅。

無論在家裡、公司或學校，任何人都可能隨時發生踩空樓梯的意外，不必發生嚴重的事故就可能導致脖子受傷。同樣是絆倒，運氣好的話可能只是輕微扭傷，但萬一扭到了脖子，就很可能導致四肢癱瘓。由此可見脖子真的很脆弱，務必小心保護。

脖子僵硬受損，會嚴重影響生活

脖子比我們想像的還要脆弱，事實上，只要稍微留意周遭，就不難發現各行各業，都有人因脖子出問題而辭職、生活驟變，甚至失去性命。接下來就和各位分享幾個真實案例。

中心性脊髓損傷，起因於過度動作

二〇〇九年十二月九日，日本職棒阪神虎隊的赤星憲廣選手無預警宣布引退。當時是他第九年打日本職棒，正值各方面發展得最成熟的三十三歲，然而卻在巔峰時期宣布引退，令許多球迷不可置信。根據報紙報導，引退的直接原因是中心性脊髓損傷

——他在二〇〇九年九月，因為一個飛身撲球的動作，導致脊髓受損。

中心性脊髓損傷是許多運動員都有的疾病，通常起因於頸部過度屈曲（突然用力轉頭）或過度伸展（突然用力伸長脖子）的動作，導致脊髓中心部位受損，出現手臂麻痹、無法碰觸任何東西的疼痛症狀。其他像是遭遇交通事故造成的頸椎挫傷，也會引發中心性脊髓損傷。

根據報導，赤星選手在事發兩年前，也就是早在二〇〇七年前就罹患了頸椎間盤突出，正在接受治療。頸部原本就有問題，加上飛身撲球使脊髓受傷，也是導致中心性脊髓損傷的原因之一。

脊髓只要受損就無法恢復健康，若再從事劇烈運動，很可能導致更嚴重的傷害。受損程度也會影響身體症狀，**輕者身體局部麻痹、四肢癱瘓；重者可能導致脊髓斷裂，當場死亡。**站在骨科醫生的立場，我也會強烈建議他做出「引退」的決定。據說赤星選手看過無數骨科權威都給他相同建議，最後他才決定放下球棒。

脊髓斷裂會阻礙生命活動，立即致命

同樣在二〇〇九年，職業摔角選手三澤光晴在比賽中意外身亡。三澤選手在場上遭到對手使出激烈的背橋摔攻擊，頭部著地後失去意識，同時停止呼吸心跳，送醫後宣告不治。死因是背橋摔使頭部遭受強烈撞擊，導致頸髓斷裂。

頸髓斷裂是指頸椎（脖子的骨骼）受到重擊移位，使原本通過頸椎的脊髓斷裂。

脊髓「損傷」最多只會導致癱瘓，一旦「斷裂」，便會阻礙所有維持生命活動的功能，絕大多數的人會立即死亡。

三澤選手在過世之前，有好幾年的時間深受頸椎骨刺（骨骼出現退化性病變，請參照第41頁）所苦，無法低頭，肩膀和脖子也產生慢性疼痛，加上長年從事摔角運動，頸部過度活動，使身體逐漸受損。在這樣的狀態下，又遭受背橋摔攻擊，脆弱的頸部無法承受強烈撞擊，最後導致頸髓斷裂，享年四十六歲。

這個例子告訴我們，即使是看起來粗壯的摔角選手的脖子，也絕非銅牆鐵壁般強壯。就算不是摔角選手，很多人因為運動意外使脊髓受傷，導致四肢癱瘓。不過他們沒有氣餒，面臨終生坐輪椅的日子，仍然積極開朗，度過有意義的人生。

意外導致脊髓損傷，可能全身癱瘓

畫家星野富弘先生曾在國中任教，擔任體操社顧問，有一次示範動作時不慎失敗，傷到頸椎，從此只能坐輪椅代步。後來他開始口銜畫筆，畫出多幅以花卉為主題的水彩畫、素描，並以口述方式創作詩詞與散文，廣受各界好評，至今已出版多本書籍與畫冊。

因電影《超人》風靡全球的美國演員克里斯多福・李維（Christopher Reeve），就是因為脊髓損傷導致全身癱瘓的案例。他出生於一九五二年，四十二歲時，也就是一九九五年參加馬術比賽不慎落馬，嚴重傷及脊髓導致全身癱瘓。直到二〇〇四年因心臟衰竭逝世前的九年間，全心投入復健，並成立「克里斯多福．李維基金會」（Christopher and Dana Reeve Foundation），積極推動脊髓再生研究、為癱瘓患者謀求福利。享年五十二歲。

從上述例子可知，脊髓損傷並非特殊事件。不只是運動選手，一般人從事的休閒活動，像是騎馬、體操、棒球、高爾夫、騎自行車等，都可能導致脊髓受傷，稍不注意就會引發憾事。如果**脖子原本就有問題或大量磨損，更是導致脊髓損傷的重要原因。**

中等體型、頸部修長的人，脖子較健康

根據研究，亞洲人的脖子出現「受損」的比例，比歐美各國民眾來得高，這個現象表示亞洲人的脖子，天生比歐美人脆弱，比較容易出問題原因包含先天骨骼、生活型態、飲食生活等等的不同。觀察現在的年輕人，我發現他們的體型，越來越接近歐美人士。不過平均來說，亞洲人的體格比歐美人嬌小，頸椎骨骼也較小，脊髓通過的脊髓腔也比歐美人狹窄。

可是，脊髓腔內的脊髓粗細卻與歐美人無異，換句話說，亞洲人的脊髓腔內部幾乎沒有多餘空間。若因老化導致椎間盤突出至脊髓腔，或是長出骨刺時，就會壓迫到裡面的脊髓，引起疼痛與麻痹。

先天脊髓腔較狹窄，脊髓卻同樣粗細

日式生活也會造成脖子負擔。日常生活中使用西式桌椅的人，某種程度上，脖子的位置較為穩定；若習慣跪坐在榻榻米或地上，頭部經常要往上看，**當抬頭、低頭的動作過於頻繁，就會造成脖子負擔。**如今許多日本家庭過起西式生活，脖子的負擔相對減少。

此外，脖子的健康度也與飲食生活有關。**亞洲人的鈣質、維他命D、蛋白質等營養攝取量較歐美人少，罹患骨質疏鬆症的比例相當高。**一旦罹患骨質疏鬆症，骨骼密度稀疏，骨質就變得脆弱，只要一不小心跌倒就會骨折，增加頸骨骨折的機會。如果罹患骨質疏鬆症，脖子將無法支撐沉重的頭部，也會導致頸骨退化變質。

「姿勢」和「飲食習慣」都會影響脖子健康

接著探討體型與頸部脆弱程度的關係。站在治療脖子的骨科醫生的立場，「不胖也不瘦，頸部修長」的體型最有魅力。若再加上「從背部到脖子呈一直線」，看起來姿態優雅，就是最完美的狀態。體型符合上述條件的人，脖子比較不容易出問題。

脖子「受損」會引發各種症狀，包括前文所述的電腦終端機症候群，以及引起全身癱瘓的脊髓損傷。基本上，**只要不遭到意外、傷及頸椎，脖子的健康狀況不會急速惡化。**唯一要注意的是，日常生活很容易累積慢性疲勞，軟骨日漸磨損，這類的老化現象任何人都無法阻止。

疼痛不會突然出現。假設有一天你突然感到劇烈疼痛，事實上在此之前，你早就感覺到肩膀痠痛、頭痛、背痛、手臂發麻等各種症狀。因此，絕對不要輕忽這些初期症狀，請積極維持不造成脖子負擔的生活型態。

第 2 章

從輕到重，了解脖子發出的四大警訊

日常生活中的習慣與姿勢，都會累積頸部傷害

留意四大警訊，別輕忽脖子的哀鳴

脖子受損的過程大致可分成四個階段。**初期的主要症狀為「肩膀痠痛」。**即使貼了痠痛藥布或按摩，也無法改善的頑固痠痛，通常源自於過度使用脖子。若長期處於這種狀態卻不處理，症狀就會惡化。**第二階段的主要症狀是「頭痛」。**亦即肩膀痠痛進一步惡化，脖子開始發出哀鳴的狀態。**第三階段症狀加重「手部、手臂與足部逐漸感到麻痺」，**若出現手部發麻無法施力，請務必立刻找骨科醫生求診。

第四階段症狀加據「手指、手臂、足部等身體局部失去知覺」。到了這個程度，不只要立刻就醫，嚴重時可能要住院，若處理不當，可能造成癱瘓。俗稱的電腦病最初也是從肩膀痠痛開始發作。有鑑於此，本章除了詳細介紹脖子受損的具體症狀，也將解說常見的頸部疾病。

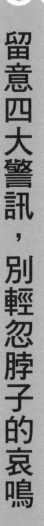

肩頸痠痛與下背痛，最早出現

脖子受損的第一階段主要症狀是「休息也無法消除的肩膀痠痛」。電視每天播放痠痛藥膏或貼布的廣告，走在街上隨處可見短時間放鬆按摩的店家，可見受到肩膀痠痛所苦的人越來越多。

同時也越來越多肩膀嚴重痠痛的患者到骨科求診，最近甚至出現由父母帶來就醫的兒童病患。所有人剛開始都以為是罹患內臟疾病，先到內科掛號，檢查過後發現沒有任何問題，於是改掛骨科。這個現象代表越來越多人罹患重度肩膀痠痛、嚴重到必須就醫的程度。

肩膀痠痛的成因大致可分成兩種，第一是肌肉痛，第二則是脖子出狀況。不管是熬夜工作、打電腦或電玩、工作長時間維持相同姿勢、在家裡躺著看電視、看書看到入迷等，這些行為會讓全身肌肉失衡。此時**肌肉處於緊張狀態，血管收縮，血液循環不良，乳酸等疲勞物質堆積在身體裡**，長久下來，就會引起肩膀痠痛。

因肌肉痛引起的肩膀痠痛，只要好好休息就會痊癒。減少工作量、週末在家靜養、不長時間保持相同姿勢、至少每小時停下手邊的事情起來活動筋骨、停止長時間打電腦或電玩、保持充足睡眠等做法，都能讓肌肉休息。

休養能痊癒的肩膀痠痛，屬於肌肉問題

只要趁著通勤或外出時增加身體活動量，例如不搭電梯或手扶梯，改走樓梯；提早一站下車，多走一個車站的距離，增強大腿肌肉；家裡附近如果有公園，不妨用雙手掛單槓，利用身體重量鍛鍊雙手肌肉，還能拉直背肌；在容量五百毫升的寶特瓶中注滿水，當成啞鈴使用，每天做五分鐘啞鈴體操也很有效。只要休養就能痊癒的肩膀

痠痛，都起因於「肩膀肌肉疼痛」，基本上和脖子沒有任何關係。

但如果是在家靜養，做了一切努力，肩膀還是又痠又硬，就必須考慮脖子問題了。主掌肩膀肌肉的神經稱為肩胛上神經，這條神經根從第四或第五頸椎往外延伸，連接肩胛骨。順帶一提，**第四與第五頸椎是頸椎中活動最劇烈，也是最容易發生異常的部位。**

因工作或運動需要而大量活動脖子，或是隨著年齡增長，椎間盤與椎間關節不斷磨損，支撐頸椎的力道就會變弱，陷入不穩定的狀態。此時，**身體為了避免脖子繼續搖晃，椎間盤周邊的骨骼逐漸變質，增生多餘骨質，這就是俗稱的「骨刺」**（請參照第43頁圖片）。因脖子異常導致的肩膀痠痛，通常都是骨刺壓迫肩胛上神經所引起，因此，即使在家靜養、貼痠痛藥布或按摩，也完全看不見成效。不僅如此，骨刺也會引起背部（肩胛骨上方與下方）疼痛、頸部肌肉僵硬痠痛，這些都是第四與第五頸椎的神經根受到骨刺壓迫的常見症狀。

萬一休養也無法痊癒，可能是脖子長骨刺

難以治癒的肩頸痠痛與背痛是脖子異常的第一階段。若靜養過後還是不見好轉，千萬不要去按摩，應該去骨科接受檢查，確認脖子的健康狀態。利用X光可以看出是否長骨刺，掌握脖子的健康狀況。

若確定是由骨刺引起肌肉疼痛或僵硬，大都是罹患了**頸椎病或頸椎間盤突出，通常醫生會利用頸椎牽引或投藥等方式，舒緩現有症狀，同時指導患者改善生活習慣，避免症狀繼續惡化。**每天輕度運動有助於減輕症狀。日常生活中可以透過上下樓梯、活動身體，在做得到的範圍內從事抬腿運動、在泳池中走路、做體操等運動強化肌肉。平時努力維持或增強肌肉，是重拾頸部健康的第一步。

「骨刺」是疼痛不適的原因

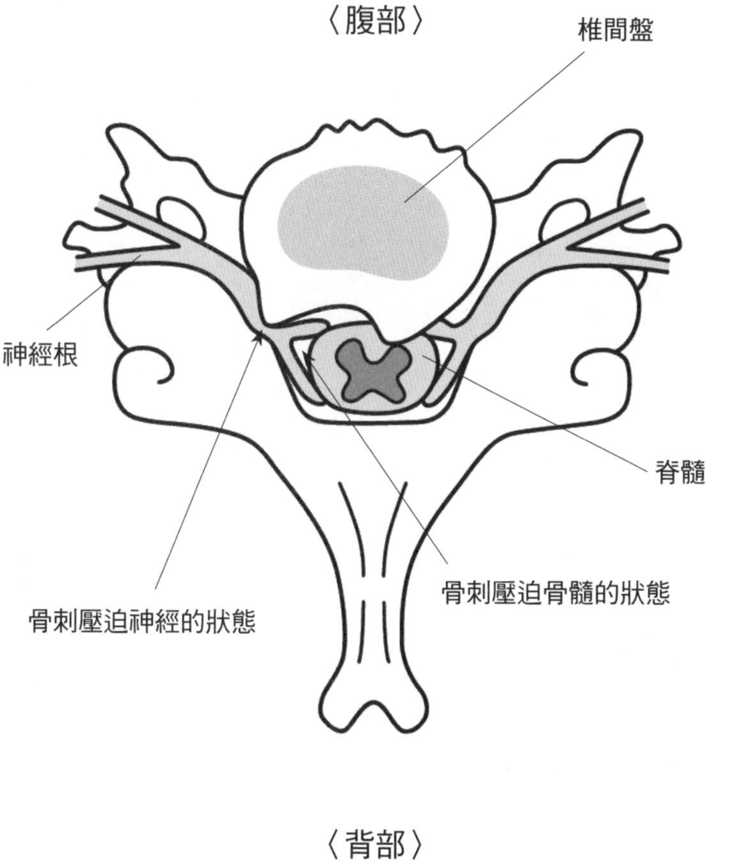

根據三井 弘所著之《頸部疲勞危害身體機能》（青春出版社）的圖示繪製而成。

椎動脈血流停滯，引發頭痛和暈眩

當脖子的異常狀況進入第二階段，就會開始感到頭痛與暈眩。肩頸僵硬痠痛引起的頭痛俗稱「緊張型頭痛」，進一步分析，若因脖子問題引發頭痛，通常會伴隨後腦勺出現鈍痛、感覺頭部沉重、肩膀痠痛、頸部痠痛、暈眩、眼睛疲勞、失去耐性等症狀，而且會轉化成慢性症狀，長期困擾患者。

椎動脈血液循環不良、頸部神經受到拉扯，這兩者是引發上述症狀的主因，起因於隨著年齡增長導致頸椎間盤與椎間關節退化。以下，我將詳細解說其形成機制。

頸椎病患者的頸部椎動脈血液循環不良會引發頭痛。椎動脈的粗細跟2B鉛筆的筆芯差不多，通過位於頸椎左右兩邊的小孔，分支的兩條血管在腦橋下緣合而為一，形成基底動脈（請參照左圖）。椎動脈負責運送血液至大腦，具有重要功能。

負責運送血液的椎動脈

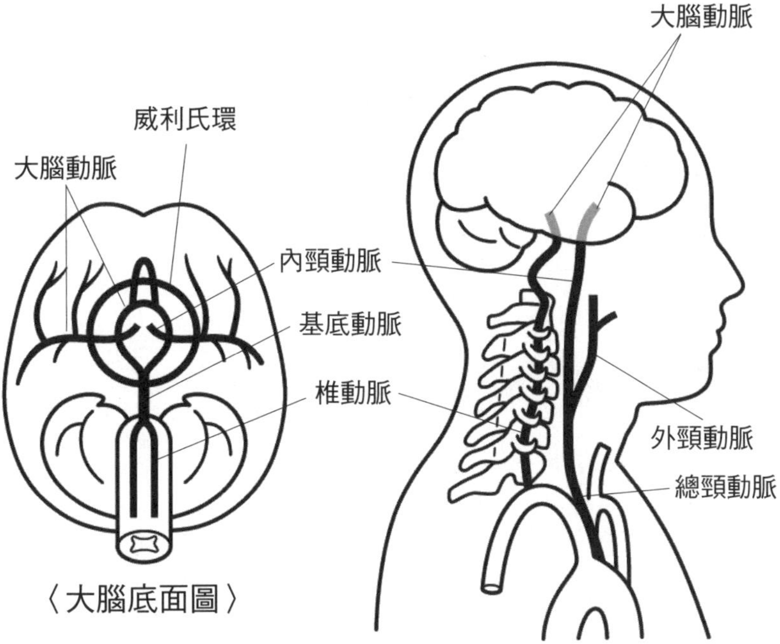

〈大腦底面圖〉

兩條椎動脈通過位於頸椎左右兩邊的小孔，在腦橋下緣合而為一，形成基底動脈。

由於椎動脈血管較細，通過的孔也很小，一旦脖子出問題就會受到強烈影響，導致血液循環惡化，最後引發頭痛與暈眩。換句話說，當脖子的健康狀況出問題，長期阻礙血液循環，就會引起慢性頭痛，而且通常會伴隨暈眩、無法站穩、腳步虛浮等症狀。此外，**日常生活中不經意的小動作、前後左右轉動頸部、長時間低頭工作或歪頭看書等舉動，都可能阻礙椎動脈的血液循環和血流狀況。**有時這些舉動會引起暫時性頭痛與暈眩感，但這些暫時性症狀只要充分休息即可預防。

枕大神經受到壓迫，頭痛伴隨眼睛疲勞

當一個人罹患頸椎病、頸椎間盤突出或遭遇頸椎挫傷等問題，很容易因頸部神經受到拉扯引發頭痛。脖子裡有主掌全身神經的脊髓，**好幾個神經束從脊髓往外延伸，深入全身各個角落，促進身體活動，發揮重要功能。**

從脊髓往外延伸的枕大神經（請參照下頁圖片）是一條知覺神經，若椎間盤退化導致枕大神經遭到緊縮或壓迫，就會引起頭痛；在這種情形下，疼痛會從脖子後方往後腦勺蔓延，有時甚至擴及頭部兩側。

出現這類頭痛症狀時，通常會伴隨眼睛疲勞或充血，假如置之不理，就會感到身體不適，甚至想吐。到了這個地步，千萬不要服用成藥，應立刻前往骨科接受檢查。掌握根本原因，接受頸椎牽引等治療之後，平時注意脖子健康，即可預防疼痛。

枕大神經被壓迫就會引起頭痛

壓痛點

壓痛點位於頭蓋骨突出處往下約一公分、往旁約二點五公分處。

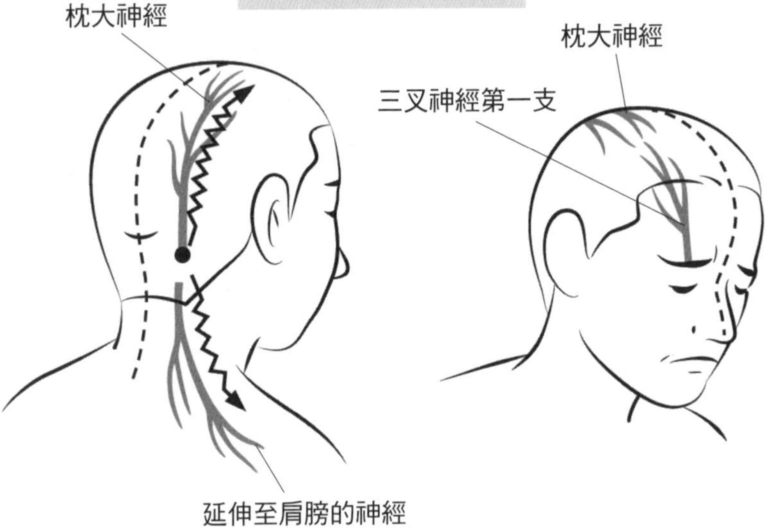

頸部肌肉緊繃僵硬就會壓迫枕大神經，疼痛會從壓痛點往上竄升。當枕大神經感到疼痛，延伸至肩膀的神經以及延伸至眼睛的三叉神經第一支，也會產生疼痛感。

手腳發麻，代表骨刺已經壓迫神經

請容我再次強調，當脖子出問題，第一階段會出現肩膀痠痛或肩胛骨疼痛；第二階段則會產生頭痛與暈眩等症狀。只要不遭遇意外使頸椎受傷，脖子的健康狀況不會突然變差，**脖子受損的最重要關鍵，在於日常生活各種習慣、身體姿勢、年齡增長等因素，會在日積月累之下傷害頸部**。在此過程中，若出現肩膀痠痛、背部疼痛與頭痛等症狀，都是脖子發出的警訊，目的在提醒你「頸椎間盤開始慢性退化」、「已經開始長骨刺」等種種問題。

感覺發麻代表在第一、第二階段引起症狀的椎間盤退化與骨刺問題惡化，進一步壓迫到神經。通常起因於頸椎病或頸椎間盤突出病情加劇，或合併頸椎狹窄症；此外，雖然發生機率不高，但頸椎後縱韌帶骨化症也會導致麻痹。

感覺末梢發麻，請分辨是否伴隨疼痛

值得注意的是，身體末梢發麻分成「伴隨疼痛」與「不伴隨疼痛」（有倦怠感或感覺遲鈍等）兩種。若手臂或手部出現伴隨刺痛感的麻痺，請務必立刻就醫，你的脖子很可能正在發炎。

另一方面，**不伴隨疼痛的麻痺可說是感覺遲鈍。通常起因於椎間盤退化、骨刺壓迫頸椎神經，這些問題會引發慢性發麻症狀**。如出現這類症狀，請務必到骨科求診，並安心靜養，千萬不要提重物或活動脖子；只要花時間耐心治療，發麻症狀就會慢慢痊癒。此外，若感到強烈麻痺，很可能出現神經發炎、椎間盤嚴重刺激神經等問題，一定要馬上就醫。

手腳失去知覺，嚴重恐全身癱瘓

從第一階段到第三階段，脖子會發出各種警訊提醒你。在不知道問題出在脖子的狀態下，忍受痛楚、按摩舒緩，或到處求醫看診，很可能延誤治療時機，導致症狀惡化。**若原因在於脖子，一定要看骨科接受適當治療，疼痛與麻痺才會痊癒。接受適當治療與生活指導，即可避免病情加劇；**唯有獲得正確的診斷，才能搭配適合的按摩、針灸等民間療法，提高治癒率。

話說回來，不尋求專業醫師的診斷，自行判斷進行按摩或貼痠痛藥布，只會使症狀日益惡化，嚴重時還可能導致全身癱瘓（痙攣型四肢麻痹）。

「頸椎狹窄症」也可能導致痙攣型四肢麻痺

痙攣型四肢麻痺會出現手腳發麻、麻痹、手臂劇烈疼痛、全身肌力低下、雙手無法活動自如、步行困難、四肢出現伴隨緊繃感的麻痹等症狀，最嚴重的狀況，很可能一輩子坐輪椅；此外，全身癱瘓無法自主排泄，導致膀胱與直腸出現功能障礙，甚至死亡。

第一章介紹過因遭遇意外導致痙攣型四肢麻痹的患者。事實上，即使沒有遭遇意外，脖子也會慢慢退化，一旦頸椎間盤突出和頸椎病逐漸加劇，最後很可能併發頸椎狹窄症，引起痙攣型四肢麻痹。出現肩膀痠痛或背痛等症狀時，絕對不可輕忽，若疼痛長期未癒或反覆發生，請務必就醫檢查，了解自己的脖子狀態。

第3章

輕鬆實踐「護脖健康生活」

抬下巴、高歌大笑、跳繩，都能強化脖子！

脖子聚集血管、神經，牽一髮動全身

越來越多患者因為脖子疼痛到醫院就診。另一方面，也有患者不認為自己的症狀來自脖子，於是掛錯科，吃止痛藥或貼痠痛藥布，頭痛醫頭、腳痛醫腳。

隨著資訊科技普及，未來這類患者一定會持續增加，有鑑於此，各位一定要更加重視牽一髮而動全身的「脖子」。

然而在現實生活中，絕大多數民眾依舊忽略脖子引發的健康問題。原因在於大家不會將疼痛與「脖子」連結在一起。若出現「頸部疼痛」，大家一定會認為脖子出狀況；但如果是肩膀痠痛、頭痛、眼睛疲勞、身體倦怠、手臂發麻等，以往醫生會將這些症狀視為「不定愁訴症」（原因不明的不適症狀）；在找不到真正原因的情況下，只能治標不能治本，自然導致症狀越加惡化。

並非所有骨科醫生都專精於脖子治療

另一個嚴重問題，則是專門診療脖子問題的科別不只一個。請大家思考一下：假設你的脖子不舒服，會看哪一科?**第一個想到的應該是骨科，再來就是腦外科（神經外科）。由於脖子裡有脊髓通過，有時需要看神經內科接受治療。**不過，通常治療脖子需要動手術，因此主要由骨科或腦外科（神經外科）負責診療。在我的印象裡，八成都是由骨科進行治療。

話說回來，若反問：是否骨科都能滿足治療脖子的需求，答案似乎未必。遺憾的是，大多數骨科醫生專精於腰部、膝蓋、風濕與運動醫學，專攻脖子問題的醫生真的很少。造成這個結果的最大原因，是**脖子聚集了脊髓和血管，需要超越骨科範疇的高度專業性**。或許正因如此，才會衍生出患者亟需頸部專業醫生的現狀。

「抬下巴」形成有益身體的S曲線

誠如第一章所述，頸椎由七個椎骨所組成。從側面觀察，會發現整條脊椎形成一個和緩的S曲線，頭蓋骨到第一至第七頸椎則是最上方往前彎的部分。這個弧度正是纖細脖子可以支撐沉重頭部、保持平衡的原因，它就像個避震器，可以輕柔地吸收衝擊力道。

小時候，老師常要求我們「挺胸、收下巴」，可能因為這樣，每當有人提醒「維持正確姿勢」，大家就會立刻收下巴。**不過一旦收下巴，頸椎弧度就會消失，變成直立狀態。在這種狀態下，脖子無法支撐沉重的頭部，因此收下巴並不是良好的姿勢。**下巴微微抬起二十度的狀態（請參照左頁圖片）可維持脊椎的S曲線，對脖子而言是「最正確的姿勢」。這個狀態能形成自然的S曲線，對脖子的負擔最小。

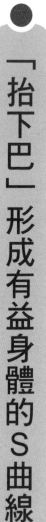

下巴微抬20度，對脖子壓力最小

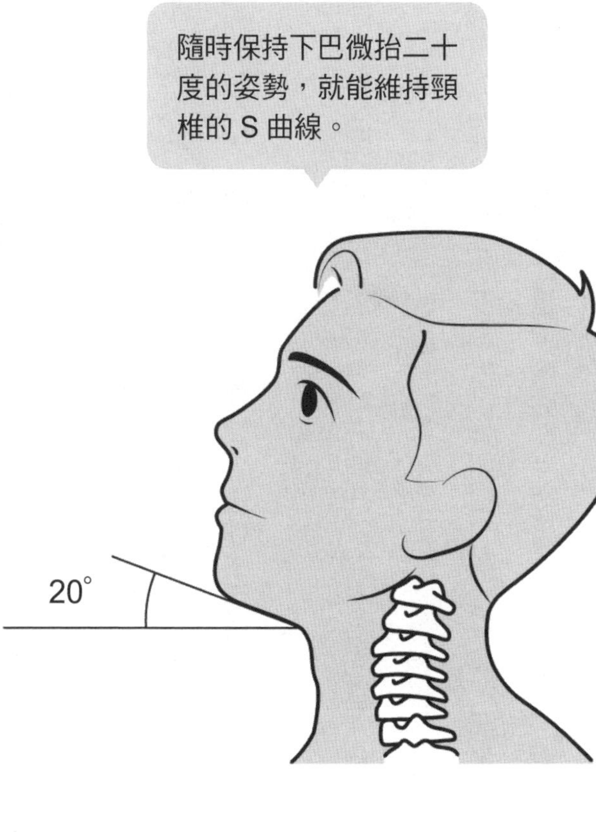
隨時保持下巴微抬二十度的姿勢，就能維持頸椎的 S 曲線。
20°

攤背坐姿、身體前傾，讓脖子變老變硬

近年來，日本人的生活越來越西化，大多數的家庭都已改用桌子與椅子，即使家裡還有鋪著榻榻米的和室，平時也很少待在那裡，這種生活型態的改變對脖子的健康是一件好事。

榻榻米和室裡，往往擺放著坐墊、矮桌或低矮茶几，無論吃飯、寫字或閱讀，身體都必須往前傾，對脖子健康造成極大威脅。為了脖子的健康著想，建議大家以西式桌椅取代和室榻榻米。此外，家裡的餐桌椅、公司裡的辦公桌椅，都是我們每天會花很多時間使用的家具，因此絕對要注重桌椅的高度與柔軟度，太高、太低或太硬的椅子都會造成脖子的負擔。

當你坐在椅子上，**雙手放在桌面，此時手肘若能維持直角，代表椅子的高度最理**

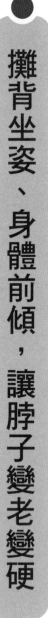

想，最不會造成脖子負擔（請參照下頁圖片）。一般來說，餐桌椅是以用餐為前提設計的家具，高度適中。大多數工作椅可調整高度，不妨配合自己的身高調整。

椅子坐墊不要太軟，椅背要略硬

另一個要注意的是，椅墊的選擇不要太軟。坐在太軟的椅子上，身體會往下陷，導致駝背、身體前傾，這樣的姿勢對脖子相當不利。偶爾坐在軟綿綿的沙發裡休息，確實能讓人感到放鬆，但平常坐的椅子一定要選擇有點硬度的產品。

最後須注意坐椅子的方法。**選擇椅背較硬的椅子，伸直背部坐在椅面上並稍微抬起下巴，這個坐姿就是對脖子最好的姿勢。**請盡量不要一直攤靠在椅背上，感覺累的時候才靠著椅背稍微休息。

對脖子最健康的正確坐姿

坐在椅子上，雙手放在桌面時，手肘維持直角是最理想的狀態。

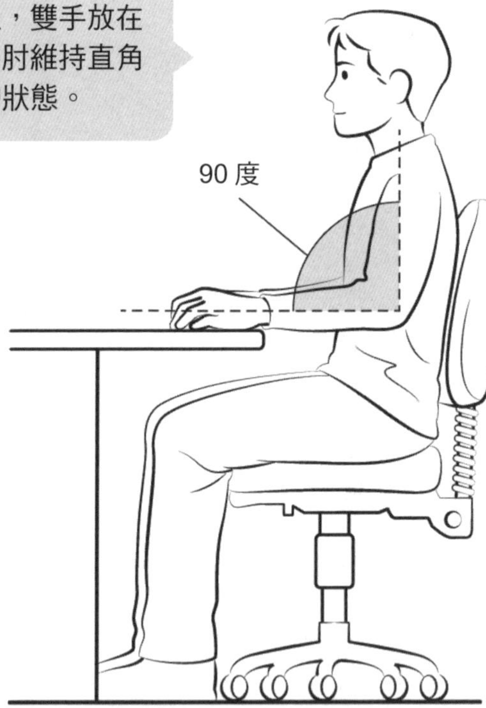

「低頭看手機、烏龜脖」最傷頸椎

長時間用電腦或打電動，容易出現不良的前傾姿勢，對脖子造成極大負擔，久而久之便引發電腦終端機症候群。我的診所有許多過度使用電腦或打電動，進而發生脖子問題的患者前來求醫。這類患者的共通特性是年紀較輕，這些年輕人懂事以來天天接觸電腦或遊戲機，從小到大處於姿勢不良的狀態，換句話說，他們一直過度使用自己的脖子。

使用電腦或打電動時，通常會**縮著頭往下看低處的螢幕，這是對脖子傷害最大的姿勢**。如今無論在咖啡廳、公車或捷運裡，都能看到幾乎每個人大腿上都放一台筆記型電腦或平板電腦，駝著背、脖子往前伸、眼睛直盯著螢幕看。**這種俗稱為「烏龜脖」、「屈曲」的身體姿勢，對脖子的負擔最大**（請參照第63頁圖片）。

保護眼脖腰：避免長時間使用3C產品

如果你每天都得使用電腦，最好選擇可調整螢幕高度的桌上型機種，較不易造成脖子負擔，也較適合長時間使用。坐在椅子上，伸直背部，雙手放在鍵盤上時，手肘要成直角，身體與書桌之間稍微有點距離，這樣的坐姿最正確。此外，電腦螢幕要放在書桌深處，離你越遠越好。

連續幾個小時使用電腦不只增加脖子負擔，還會危害眼睛與腰部健康。**建議每使用三十分鐘應休息五分鐘，離開位子稍做走動，輕輕轉動脖子與手臂、上下振動肩膀**，積極活動身體、促進血液循環，這一點相當重要。

「烏龜脖」對頸椎的傷害最大

〈錯誤範例〉

將筆電放在大腿，駝著背、脖子前伸，低頭看螢幕的姿勢，俗稱「烏龜脖」。

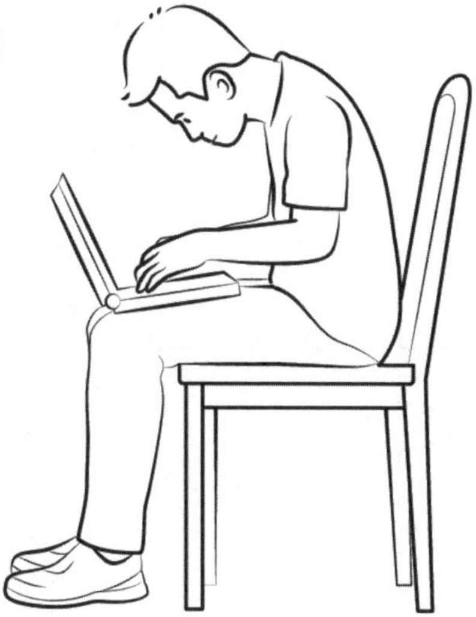

平時使用掌上型遊戲機或手機時，應極力避免低頭看螢幕的姿勢，最好伸直手臂，稍微拿遠一點看，同時微抬下巴，這個姿勢可以減輕脖子負擔。

使用電腦的正確姿勢

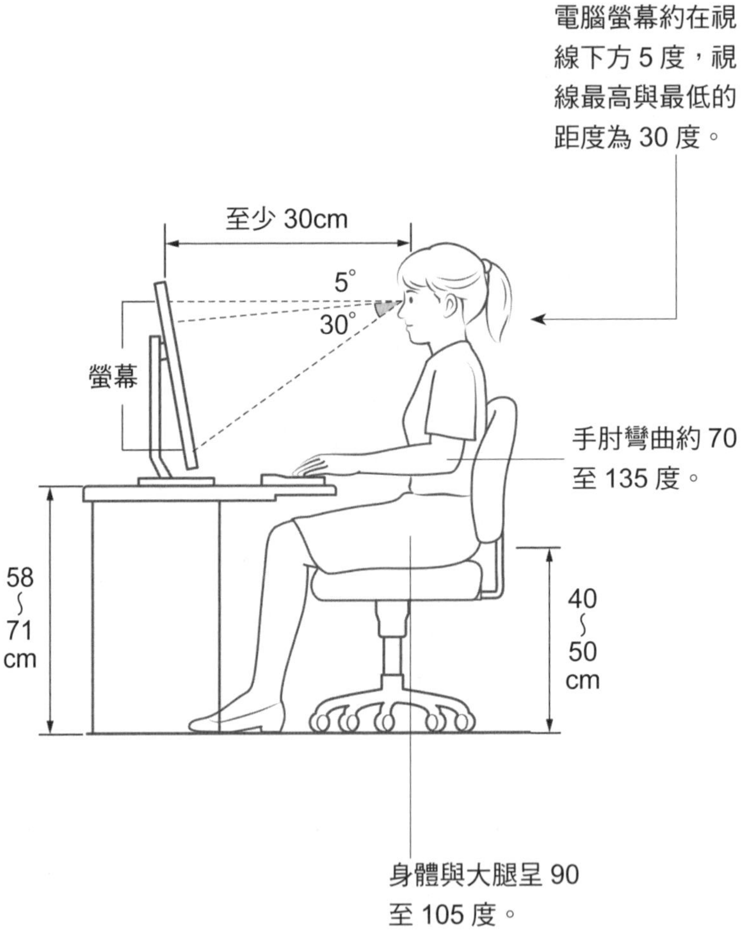
電腦螢幕約在視線下方 5 度，視線最高與最低的距度為 30 度。
至少 30cm
5°
30°
螢幕
手肘彎曲約 70 至 135 度。
58 ∫ 71 cm
40 ∫ 50 cm
身體與大腿呈 90 至 105 度。

「趴睡」最傷脖，睡覺不用枕頭最健康

睡覺的姿勢錯誤也會造成脖子的負擔，主要原因在於枕頭。枕頭是優質睡眠的關鍵，近年有越來越多的人為失眠所苦，許多廠商紛紛推出促進安眠的各式枕頭。不可否認，枕頭確實是維持脖子健康極為重要的因素，坊間有些枕頭以「有益脖子健康」為賣點，不過嚴格說來，睡覺時不用枕頭才是對脖子最好的睡法。

枕頭會抬高頭部，使脖子前傾，這個姿勢會造成脖子的負擔。尤其是高度較高、硬度較硬的枕頭，對脖子壓力更大，導致肩膀痠痛的症狀惡化，早上起床時甚至會頭痛。明知不睡枕頭對脖子最好，但有些人已經習慣使用枕頭，不用還睡不著，如果你也有此困擾，請盡量選擇不增加脖子負擔的枕頭。

不造成脖子負擔的枕頭，首要條件是可以讓頭部到肩膀完全放在枕面上；此外，

選擇使用柔軟羽毛的產品。裡面塞滿蕎麥殼、怎麼睡都不變形的枕頭，代表質地太硬。應避免選擇躺著會使脖子往前傾的枕頭，**讓脖子維持直線狀態的枕頭高度最適宜**（請參照左圖）。

睡前躺在地板五分鐘，有效提升睡眠品質

最後要注意睡眠姿勢。「趴睡」是最傷脖子、最不自然的姿勢，這個姿勢會對脖子造成極大負擔。仰躺時請想像脖子伸直的感覺，就能擁有優質睡眠。**不使用枕頭且仰躺睡在較硬的榻榻米上，是對脖子最好的睡眠姿勢，能夠矯正脖子。**各位不妨睡前放鬆心情，在地上躺五至十分鐘，絕對有助於提升睡眠品質。

有益脖子vs.有害脖子的枕頭

〈有益脖子健康的枕頭〉

服貼頸椎的線條，不會造成負擔，讓人感到放鬆。

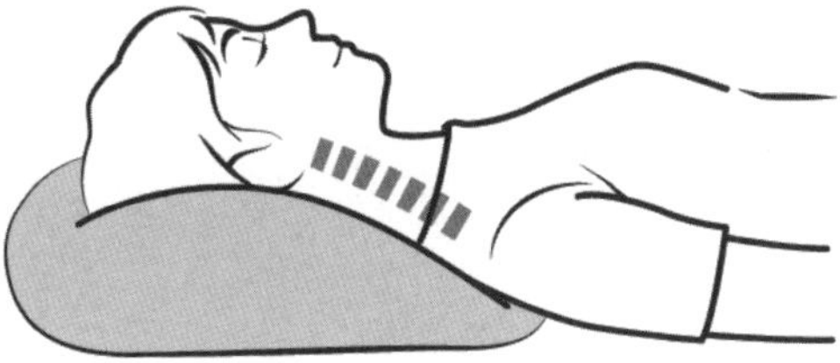

〈損害脖子健康的枕頭〉

枕頭過高使頸椎形成不正常弧度，拉扯頸椎後方的韌帶，導致脖子受傷。

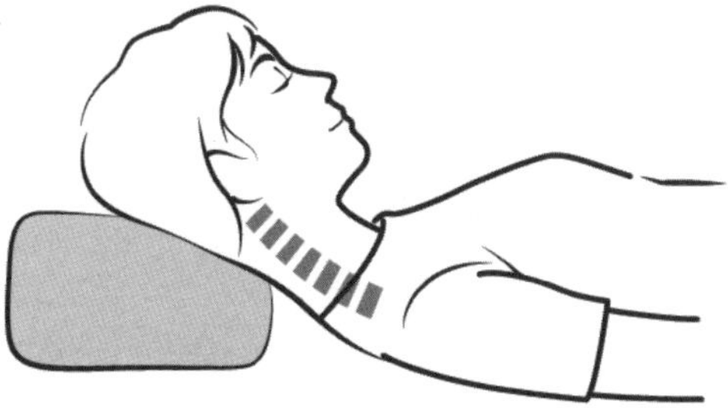

洗髮時不彎腰，頭後仰讓脖子更輕鬆

有益健康的泡澡方式應分成三階段：剛開始先從腿部開始進入浴缸，泡至大腿位置，接著泡至腹部，最後泡至肩膀高度；泡完則反過來分階段起身。泡澡也能為脖子帶來健康效果。脖子溫暖，就能促進通過脖子的頸動脈與椎動脈的血液循環，有效緩解肌肉僵硬與痠痛。在浴缸注滿溫水，**浸泡至肩膀高度，放鬆全身力氣，稍微抬起下巴，維持身體的S曲線**，以自然姿勢輕鬆靠著浴缸，這樣的泡澡方法對脖子最好。

淋浴時，一開始的水溫不可太高，**從雙腳開始淋溫水，讓身體慢慢習慣後，再調整至自己喜歡的溫度**，不妨在脖子處淋溫熱水，洗完前再調回接近體溫的溫度。淋浴洗髮時，**盡量不要彎腰，而是將頭往後仰**，即可減輕脖子負擔。

高歌大笑、腹式呼吸，都能強化頸椎

強化脖子肌肉是保護頸部最好的方法，可惜脖子較細，肌肉沒有成長空間，因此很難鍛鍊。大叫出聲與腹式呼吸都是很好的鍛鍊法。大叫出聲時，空氣會通過喉嚨，**讓脖子內部形成一個充滿空氣的柱狀體；這個柱狀體可代替脖子承受施加其上的各種壓力，因此發出聲音的時候，能讓脖子肌肉和骨骼獲得短暫的休息。**

此外，從腹部發聲的腹式呼吸，能有效讓空氣通過脖子。平時從事腹式呼吸，以大音量慢慢地、清楚地說話，就能讓空氣持續通過柱狀體，促進脖子健康。參加合唱團盡情歌唱、大聲高歌、與親朋好友們開心聊天，大聲歡笑，這些方法都能強化脖子；此外，一邊呼吸、一邊練習氣功或太極拳，這些運動也有助提升脖子健康。

後背及斜背包包，可分散脖子壓力

拿包包時很容易在不知不覺中用同一隻手拿，或用同一側肩膀背。拿或背這類動作，原本就對脖子造成強烈負擔，若長期用單手提物，傷害就會更嚴重。

小包包或女用提袋，都有一定的重量，只放隨身物品和化妝品的女用包包，平均也有二至三公斤；上班用公事包平均重達五公斤。若長期將這些重量施加在同一隻手或同一側肩膀，會導致脖子承重的比例失衡，造成骨骼異常或肌肉受傷。

後背包這類以雙肩負重的包包款式，最不容易造成脖子負擔。由於兩邊肩膀皆承受重量，因此不會失衡。**使用肩背包時，斜背較能減輕脖子承受的壓力。**若不喜歡斜背，背在單側肩膀時請隨時換邊；手提公事包時，也要記得隨時換手，如此才能避免長時間單邊負重的問題。

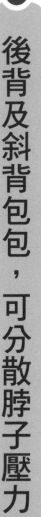

厚底有跟的鞋，能幫脖子緩衝壓力

鞋子的選擇也會影響脖子健康。生活在都市裡，基本上沒有機會在泥土上走路，一出家門若非鋪設好的柏油路，就是水泥地。這些路面比泥土硬許多，容易對膝蓋、腰部、脊椎及脖子造成壓力。

選擇厚底鞋，鞋跟二至三公分為宜

鞋子有助於緩和地面帶來的衝擊，一般來說，厚底鞋的緩衝效果較好。從事業務等需要在外奔波的工作，厚底工作鞋較不容易造成身體負擔，同時能減輕腰腿疲勞；此外，**銀髮族的骨骼較脆弱，足部脂肪較薄，不容易緩解衝擊力道，選穿厚底鞋有益**

維持身體健康。腳跟處有氣墊的走路鞋和球鞋是最佳選擇。

鞋跟有一定高度的鞋子有助於維持脊椎和脖子的骨骼健康。穿上鞋跟有高度的鞋子時，體重會施加在腳尖，感覺就像是踮腳走路一樣。這個姿勢可以鍛鍊足部肌肉，減輕脊椎和頸椎壓力。不過，若選擇細跟高跟鞋（鞋跟高度十公分），反而會導致腰部負擔。

選擇一雙對脖子有益的鞋子時，**女鞋的鞋跟高度以二至三公分為宜；男鞋的鞋底厚度至少要超過兩公分。**若買球鞋或走路鞋，最好選擇鞋底有氣墊設計，厚度達二至三公分的款式。

每天跳繩三分鐘，頸椎回正效果最好

只要好好鍛鍊上半身與下半身肌肉，就能利用背肌、腹肌與大腿肌肉，協助支撐頭部的重量，分擔脖子承受的壓力。運動時要考量自己的身體狀況和體力，千萬不可勉強。每天做五分鐘、十分鐘都可以，貴在養成習慣，假如時間充裕，每週從事兩次運動，每次做三十分鐘到一小時，護脖效果更好。

接下來，我將介紹幾個有益脖子健康，可輕鬆養成習慣的運動。很多人不知道「跳繩」對脖子很有幫助。絕大多數人小時候玩跳繩，長大就不玩了。由於跳繩時必須抬起頭才跳得高，因此常跳繩可自然矯正身體姿勢，有益脖子健康。**剛開始以一天跳二至三分鐘、每次跳一百下為目標，習慣後增加到五分鐘以上，目標要養成每天跳繩的習慣。**

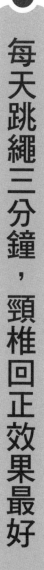

跳繩時必須抬頭，可矯正脖子健康

另一個可輕鬆持續的運動是廣播體操和電視體操。這些體操可在短時間內運動全身，也不會造成身體過大負擔，而且每天在固定時間播出，很容易養成習慣。唯一要注意的是，一定要按照自己的步調持續下去，若轉動頭部或肩膀時感到疼痛，千萬不要勉強自己，應立刻休息。此外，游泳與氣功也是有助於脖子健康的運動。

游泳屬於全身運動，可以鍛鍊到下半身、前方與後方肌肉。加上水中有浮力，運動時不會造成脖子負擔。不過游蛙式時必須抬起脖子，反而會對脖子形成壓力，最好避免。其他像水中走路或水中有氧（在水中從事的有氧運動），也不易造成脖子負擔，可發揮高度運動效果，不妨嘗試看看。

每天做脖子矯正操，躺五分鐘就有感

接下來介紹可隨時進行的「脖子強化體操」。**不必一次完成所有動作，感到疼痛時請立刻停止。**等疼痛消失後再慢慢增加運動量，配合自己的身體狀態持續從事。

前文已介紹過，不使用枕頭，直接躺在硬梆梆的地上是矯正脖子的最好姿勢。請仰躺在地板上，拉直身體（請參照第76頁圖片）。一定要**避開棉被、床鋪或地毯等一躺上去身體就往下陷的柔軟場所。**

●五分鐘脖子矯正操

雙手自然放在身體兩旁，放鬆全身力量。從腰部到頭部、脊椎到頸椎呈一直線，想像整條脊椎直線貫通的感覺，接著慢慢伸直脖子。每天五分鐘就能矯正身體，減輕脖子引起的肩痠與頭痛。

五分鐘脖子矯正法

❶ 躺在地上，盡量伸直脖子與背部肌肉。

❷ 後腦勺往地面推壓，慢慢數到二十。

Point

重複此動作二至三次即可。做的時候動作要慢，才會感到舒適。

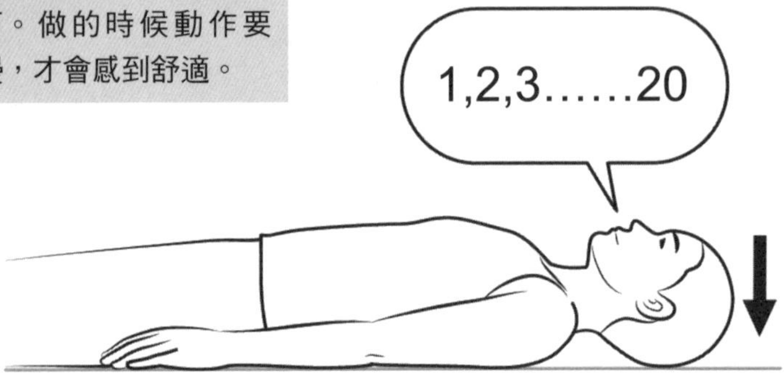

請務必養成每天做的習慣，也可以在每天睡前做一次。學會基本動作後，不妨挑戰進階版：後腦勺往地面推壓。這個動作能幫助矯正脖子，還能強化頸部肌肉。

●三段式伏地挺身

伏地挺身可以鍛鍊手臂與胸部等上半身肌肉。正統的伏地挺身必須手臂肌肉有力才能做，在此推薦所有人都能輕鬆從事的簡易伏地挺身（請參照第78至80頁）。剛開始請從第Ⅰ級開始，等到可以輕鬆從事之後進入第Ⅱ級，覺得自己的肌力變強後，請挑戰第Ⅲ級一般型伏地挺身。**感覺疼痛或力氣不夠，不須強迫自己做第Ⅲ級，**光做第Ⅰ級與第Ⅱ級即可看到效果。

●頭手推壓運動

這項體操可以直接對脖子肌肉產生作用。由於只活動頭部與雙手，身體無須活動，可利用搭捷運通勤、在醫院候診等空檔時間來進行。每天持續做，就能慢慢強化脖子肌肉、減輕肩膀痠痛與頭痛等症狀。

推壓方式共有三種，不必一口氣做完所有運動，也不必每種都做十次。可利用看書、或看電視的時間，想到就做，每天從事的次數不拘（請參照第82頁）。

第Ⅰ級 推牆伏地挺身

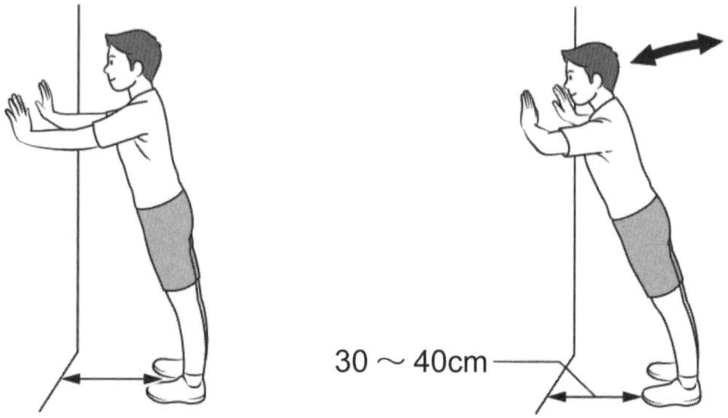

❶ 站在距離牆壁30至40cm處，雙手高舉至胸部位置，手掌貼牆。

❷ 腳跟貼地，伸直並彎曲雙手手肘，以推牆的感覺做伏地挺身的動作。

Point

感覺吃力時，不妨彎曲單邊膝蓋，做起來較輕鬆。注意脖子與脊椎一定要伸直。

即使是有脖子疼痛與背痛困擾的人也能輕鬆從事，屬於超羽量級伏地挺身。無論在家或公司，只要有一面牆就能做，請以每天做50下為目標，等到做起來很輕鬆之後，再進入第Ⅱ級。

第 II 級　上身傾斜伏地挺身

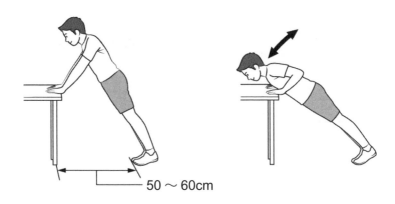

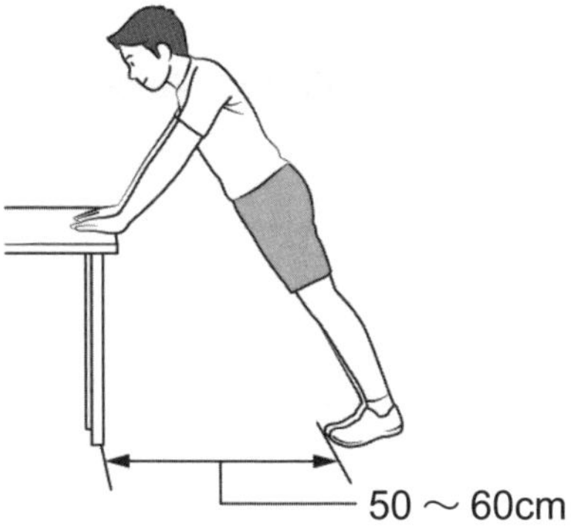

❶ 站在離桌子 50 ～ 60cm 處，雙手伸直抵住桌角。

❷ 腳跟貼地，伸直並彎曲雙手，朝桌子方向做伏地挺身的動作。

這一級的難度比第 I 級稍微高一點，可運用辦公桌、餐桌，或高度相當的桌子進行。請以每天做 30 下為目標，慢慢養成習慣。

第Ⅲ級 一般型伏地挺身

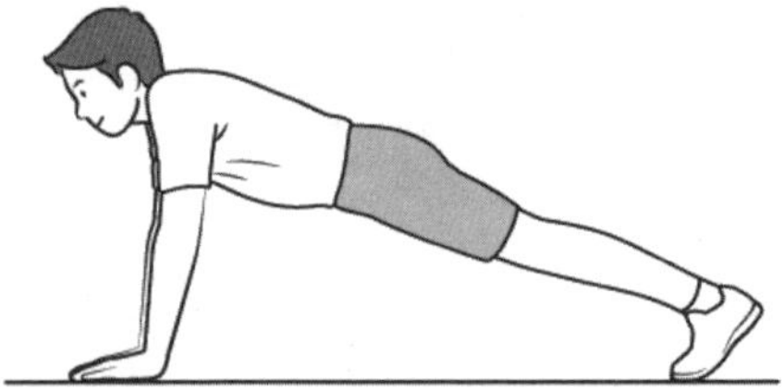

❶ 雙手張開，與肩同寬，手掌貼地。

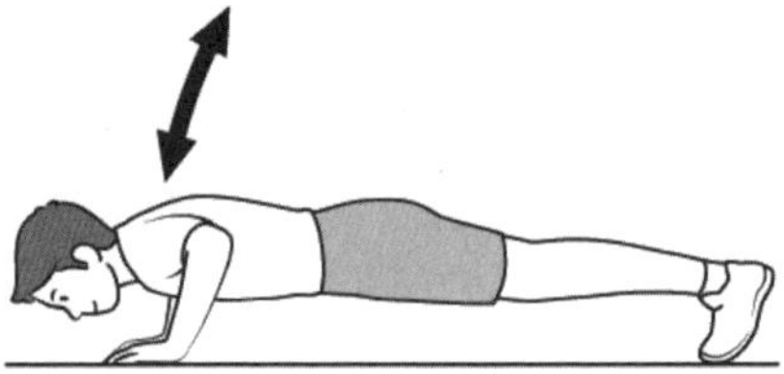

❷ 伸直並彎曲雙手，進行伏地挺身。

目前沒有疼痛問題，或對自己的體力有信心的人，不妨挑戰一般型伏地挺身。剛開始請在自己做得到的範圍內彎曲手肘，千萬不可勉強自己。請先以每天做 10 下為目標，慢慢習慣後再增加次數，以 10 至 15 下為一組，每天做三組；或每天做 30 下。

●護脖抬腿操

這項體操可鍛鍊下半身肌肉，減輕脖子負擔。從事這項體操時，動作一定要慢。由於動作並不激烈，即使現在有疼痛問題的人也能輕鬆維持運動習慣。剛開始請用手抵住牆壁或柱子，習慣後再放手，加強鍛鍊下半身肌肉（請參照第83頁）。

●肩膀手臂轉動操

轉動肩膀與手臂，徹底放鬆肌肉，這個動作有助於舒緩脖子引起的肩膀痠痛。目前有疼痛或肌肉僵硬問題的人，無須勉強自己，在做得到的範圍內活動即可，千萬不要因為疼痛就不做，否則會讓肌肉更加僵硬與疼痛。務必按部就班地養成每天活動的習慣，此外，當你專心做某件事，**感到肩膀痠痛時，不妨起身深呼吸，轉動肩膀與手臂；**既能轉換心情又能緩解肩膀痠痛（請參照第84頁圖片）。

頭手推壓運動

〈後腦勺與手互相推壓〉

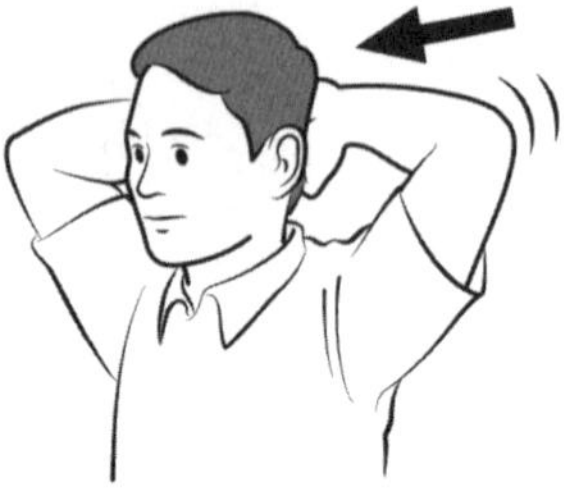

❶ 雙手十指相扣，放在後腦勺。
❷ 頭部維持不動，雙手與後腦勺互相推壓 3 秒，重複 10 次。

〈額頭與手互相推壓〉

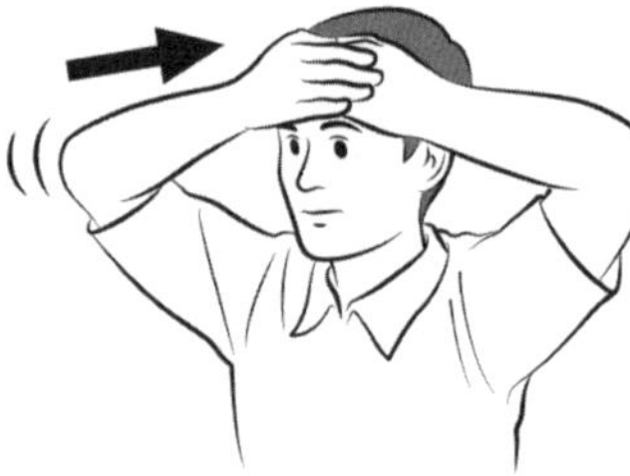

❶ 雙手疊放，放在額頭。
❷ 頭部維持不動，雙手與額頭互相推壓 3 秒，重複 10 次。

〈下巴與手互相推壓〉

❶ 將手掌放在下巴下方。
❷ 頭部維持不動，下巴與手掌互相推壓 3 秒，重複 10 次。

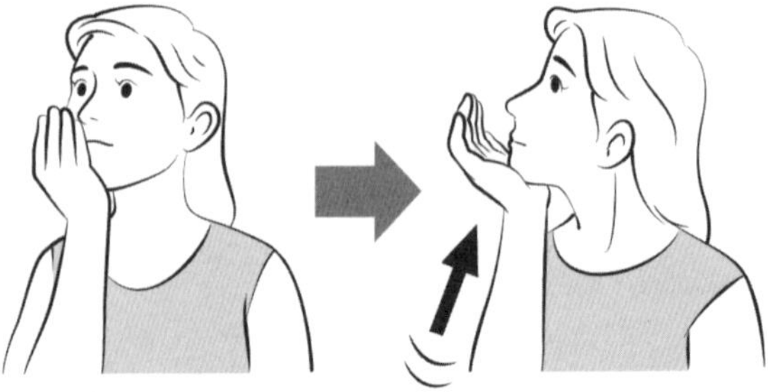

護脖抬腿操

❶ 站在牆壁或柱子旁，伸直單手抵住牆面。

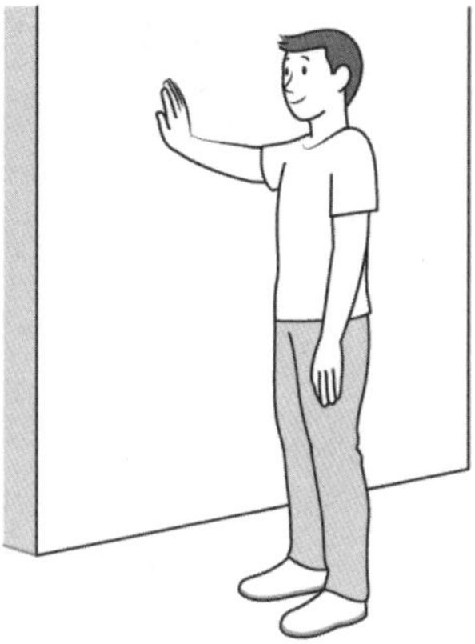

❷ 利用抵住牆壁的手穩住身體，雙腳輪流慢慢抬起，往身體中心靠攏。接著再慢慢放下。

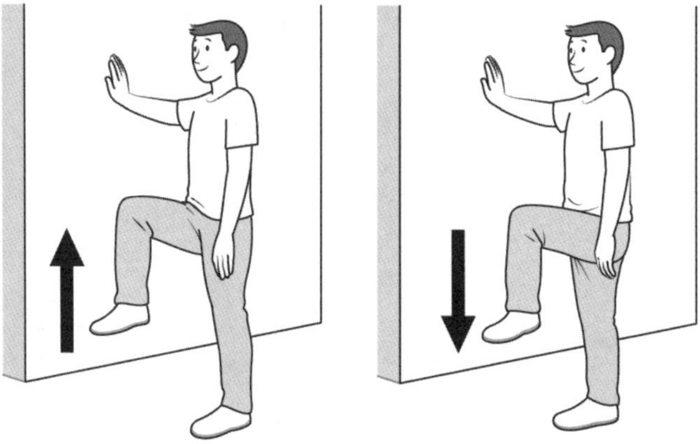

（左右腳往上抬為 1 次，每天做 30 次）

肩膀手臂轉動操

❶ 肩膀由前往後慢慢轉動 10 次，接著由後往前轉動 10 次。

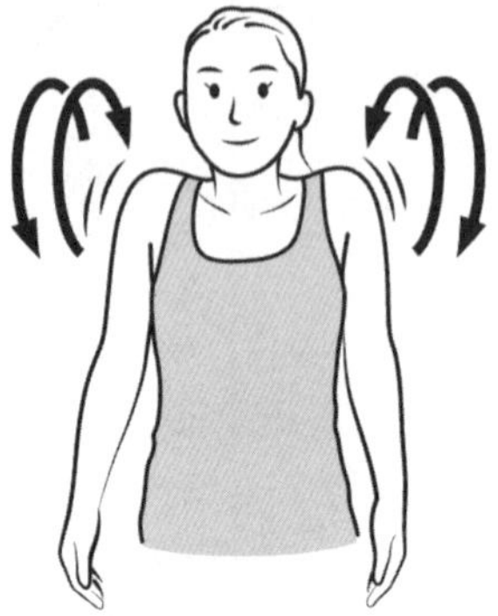

❷ 叉腰彎起手臂，由前往後，再由後往前，各轉動 10 次。

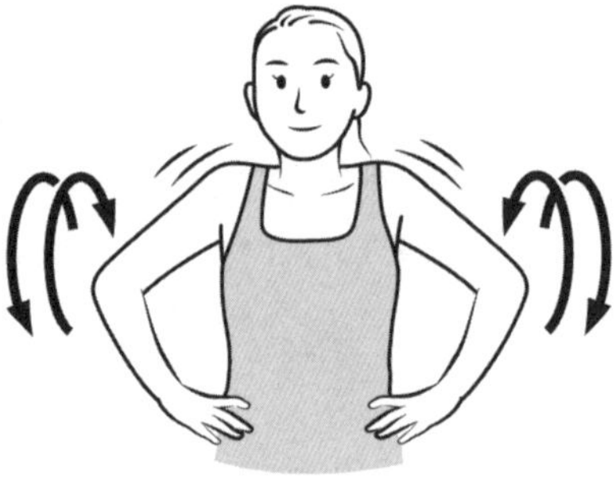

❸ 雙手伸直，手臂由前往後慢慢轉動，再由後往前轉動，前後各做 10 次。

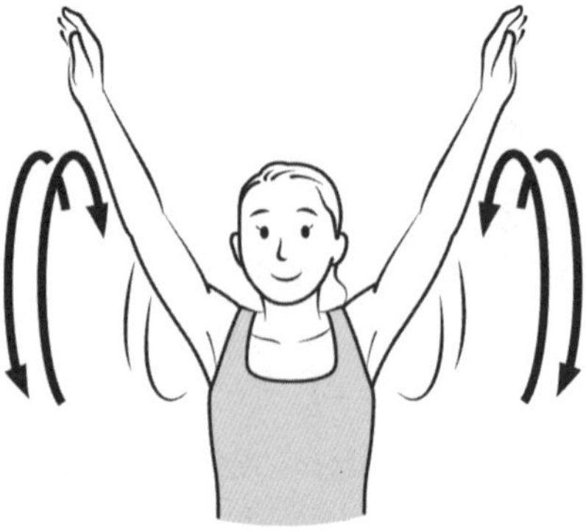

鍛鍊下半身肌力，預防脖子運動傷害

很多男性放假時喜歡約朋友去打高爾夫。高爾夫原本並非會傷害脖子的運動，只要姿勢正確，下半身固定不動，利用身體迴轉的動作將球打出去，就不會危害脖子健康。**打高爾夫時若過度在意成績，很容易出現怪異姿勢；長期以錯誤姿勢打高爾夫，會在不知不覺間傷害脖子。**

平時應勤於鍛鍊下半身肌力，打球前確實做好暖身運動。不要拘泥於成績表現，愉快從事高爾夫運動，即可擺脫脖子受傷的疑慮。

此外，瑜珈是深受女性喜愛的運動。在沒有瑜珈老師指導的情況下自行鍛鍊，很可能導致身體受傷；動作較激烈的強力瑜珈危險性較高，一定要特別小心。

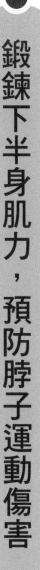

遇到交通意外時的「護脖姿勢」

即使平時小心翼翼地保護脖子，難免還是可能遇到意外事故，**車禍引起的脖子損傷是一般人最常遭遇的意外傷害。**接下來為各位介紹不幸遭遇意外時，如何保護自己的脖子。不可諱言地，這些保護措施到底有沒有效，在遇到意外時才會知道，但事先了解防禦姿勢並實際演練，做好萬全準備，才能在緊急時刻保護自己。

騎車與開車必知的「緊急防禦姿勢」

騎摩托車或自行車摔倒，是所有交通事故中最怕遇到的情形。騎摩托車或自行車摔倒，多半摔在馬路上，此時應採取防禦姿勢，才能避免落地時傷到脖子。

所謂「防禦姿勢」是指雙手抱頭，手肘放在胸前，利用上手臂保護脖子和頭部側邊的身體姿勢。遇到衝撞，身體往前飛時，採取防禦姿勢可避免脖子和頭部直接撞擊地面；不只騎摩托車要戴安全帽，騎自行車也應戴上安全帽，以保護脖子和頭部。

開車遇到車禍時，也可採取保護脖子和頭部的防禦姿勢——駕駛人應將頭部靠在方向盤上，雙手緊握方向盤，雙腿往前伸直；坐在副駕駛座與後座的乘客應彎曲膝蓋，雙手抱住頭頸部，身體蜷起來，盡可能躺在椅子上。事先演練防禦姿勢，做好所有準備，遇到緊急時刻就能從容應對。

大口吞嚥、灌飲料，會讓脖子提早老化

年齡增長與過度使用會導致椎間盤磨損或長出骨刺，進而引起疼痛或發麻，形成脖子問題。基本上，脖子問題與日常生活型態息息相關，可說是生活習慣病之一。**適度運動與改善飲食是預防生活習慣病的重要關鍵**，除了養成運動習慣，注重飲食內容也能有效維持脖子健康。

吃東西、喝飲料的方法也會影響脖子健康，咀嚼會造成牙齒與下巴的負擔，由於牙齒與下巴受到骨骼支撐，吃一般硬度的食物沒有太大問題，若遇到較硬的食物，必須**用力咬碎或以牙齒撕裂時，不只是牙齒與下巴受影響，範圍更會擴及脖子**。此外，將滿嘴的食物往喉嚨送，想要一口氣吞嚥，或是大口大口地往喉嚨灌飲料，都會增加脖子負擔。

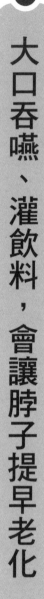

大口吃喝、菸酒無度？別再危害你的脖子

大家都知道吸菸對人體的危害，不過我要特別指出它對脖子造成的最大壞處，就是導致血管劣化。**抽菸不僅使血管脆弱，導致動脈硬化，尼古丁還會讓血管處於緊繃狀態，通過頸椎內部的椎動脈也無法置身事外。**抽菸還會導致血管失去彈力，降低抗壓性，阻礙血液循環，引發頭痛等症狀。由此可見，抽菸對脖子百害而無一利。

適度品酒沒有問題，但絕對不能過量。飲酒過量不只有害肝臟，還會演變成酗酒問題；若因為喝醉跌倒、從高處摔落，更可能導致脖子受傷。每到年底的尾牙旺季，常有許多上班族因喝醉從居酒屋的樓梯摔下來，摔傷頸椎被送到醫院急診室；也有不幸跌倒摔傷脖子，變成必須長期就醫的案例。

膠原蛋白有益脖子，可強化椎間盤

膠原蛋白是有益脖子健康的首選營養成分。許多保養肌膚的美容液添加了膠原蛋白成分，還製成內服的營養食品；事實上，膠原蛋白對脖子椎間盤而言也是相當好的營養素。

人體合成膠原蛋白的能力隨年齡下降

膠原蛋白能加強細胞與細胞之間的緊密性，強化脖子椎間盤軟骨的健康。椎間盤會隨著年齡增長而變得脆弱、磨損或突出，進而刺激神經，引起疼痛。**多攝取含有膠原蛋白的食物，有助於預防椎間盤耗損，避免椎間盤突出等問題。**

膠原蛋白屬於可在體內合成的蛋白質之一，不過人體的合成能力從三十至四十多歲開始下降，使身體無法獲得充足的膠原蛋白，於是肌膚開始產生皺紋，椎間盤也開始退化，讓人無法忽視隨著年齡出現的老化現象。雖然能靠營養食品補充膠原蛋白，但透過營養均衡的日常飲食補充，才是對身體最自然又安心的方法。

富含膠原蛋白的食物，包括：**雞翅、雞骨、排骨、牛筋、鰻魚、泥鰍、魚頭和魚眼睛周邊的膠質、魚翅、豬腳、豬耳朵等。**此外，維生素C與鐵質是合成膠原蛋白的必備成分，同時攝取富含維生素C與鐵質的蔬菜水果，有助於提升膠原蛋白的合成效率。

軟骨素能潤滑脖子關節、降低耗損

軟骨素是近幾年最受注目的健康成分，就連電視廣告也主打「有效舒緩膝痛與腰痛」的效果。**軟骨素屬於黏多醣體的一種膠狀物質，有助於連結人體細胞。**黏多醣體存在於身體各處，可以滋潤細胞、順滑關節，保護椎間盤，避免椎間盤磨損。膠狀質地還能調節細胞中的水分含量，是增強身體各組織活動的重要物質。

黏多醣體與膠原蛋白同為人體可合成的物質，但會隨著年齡增長而逐漸減少合成量，均衡攝取含有黏多醣體的食品，有助於提升合成效率。想要順滑脖子關節並避免耗損，建議各位一定要多多攝取黏多醣體中的軟骨素。**帶有黏液的食物富含軟骨素，例如：納豆、秋葵、菇類、山藥、海藻類、鰻魚、魚翅等。**無須花大錢購買，不妨先從每天吃一種天然食物開始，就能積極補充軟骨素。

強化脖子骨骼，鈣質、維生素D不可少

鈣質是構成骨骼的成分，維生素D可促進血液裡的鈣質流動並提高身體吸收率，蛋白質是結合骨骼組織的重要成分。這三種成分發揮各自功能，共同組成骨骼。

不只骨骼，人體的肌肉、臟器、皮膚、毛髮、指甲都是由蛋白質所構成。長期均衡攝取鈣質、維生素D與蛋白質等營養素，可強化包括頸椎在內的全身骨骼，不僅有效預防骨質疏鬆症引起的疼痛、骨折，還能維持臟器、肌肉的健康，確保全身的青春活力。**牛奶、優格、起士等乳製品、板豆腐與納豆等黃豆類製品、魩仔魚、小魚乾、蝦乾等小魚類、芝麻、小松菜等食物皆富含鈣質。**鮭魚、鰹魚、秋刀魚、沙丁魚等魚類、鴻喜菇、木耳、乾香菇等菇類則富含維生素D。

均衡攝取動植物蛋白質，打造「健康脖」

攝取蛋白質時要特別注意，某些富含動物性蛋白質的肉類，脂質含量較高，吃太多這類蛋白質食物，可能造成攝取過量脂肪與熱量。均衡攝取各類食物，**多吃低脂且優質的動物性蛋白質與植物性蛋白質**，即可避免這些問題。

鴨、羊、鹿等野生動物的肉、牛肉與豬肉的瘦肉、雞下脯肉與雞胸肉（盡可能選購土雞）、白肉魚、茅屋起士等，都屬於富含動物性蛋白質的低脂食物。

此外，黃豆是富含優質植物性蛋白質的代表性食物，每一百公克的黃豆含有十六克蛋白質。以黃豆或其他豆類製成的食品很多，**建議每餐至少吃一道利用納豆、豆腐、味噌、毛豆、蠶豆、紅豆或其他豆類做成的料理，積極攝取植物性蛋白質。**

第4章

治療脖子前，一定要知道的事

先看醫生、查原因，確認是否為重大疾病

治療脖子的難度，比其他部位更高

誠如前一章所說，日本醫院通常是由骨科或腦外科（神經外科）診療脖子問題，不過大多數患者還是會到骨科求診。平時小心地保護脖子，勤做體操鍛鍊，從事飲食療法，持續一段時間後若仍無法改善脖子健康，請務必立刻向骨科醫生就診。就醫時，**請盡量選擇有頸椎專家的醫療院所**，透過X光或磁振造影檢查，很快就能檢查出脖子是否有問題。

比起膝蓋和腰部，脖子是治療難度更高的部位，不僅天生較細，**在狹窄空間裡聚集了許多脆弱又重要的器官**，因此需要花很多時間治療，醫生也必須具備高度專業性。最棘手的是，醫學上可運用的治療方式相當有限。

此外，軟骨磨損會引起椎間盤退化，而椎間盤退化則導致疼痛與肌肉僵硬，偏偏軟骨一旦磨損，便無法重新長回來。以現階段的醫療技術來說，脊髓受損也無法恢復。換句話說，**只要軟骨與脊髓無法再生，就無法完全根治。**雖然目前沒有太多治療方法，卻有越來越多患者因為脖子故障引起疼痛等惱人症狀，這就是治療脖子時遇到的最大課題。

「頸椎牽引」能減輕椎間盤負擔，促進血液循環

接下來，我將花一點篇幅介紹臨床上使用的治療方法。治療脖子最常用的方法是「頸椎牽引」。這是一般醫院與診所施行的物理治療之一，利用儀器固定脖子往上拉，分成長時間往上拉的「持續牽引」，以及間隔一段時間往上拉的「間歇牽引」兩種；此外，進行治療時，患者可視症狀躺在床上或坐在椅子上。

牽引療法**透過拉脖子的動作伸展頸椎，利用拉開後復位的頸部力量，減輕椎間盤**

與韌帶負擔，促進血液循環，舒緩神經壓迫和肌肉緊張等問題。通常在醫院與診所門診即可接受牽引治療，如感到劇烈疼痛，亦可住院接受長時間的頸椎牽引治療。

手術是另一個具有代表性的脖子療法。頸椎手術的難度相當高，需要高度技術，相關細節將於後方章節說明。除了手術與牽引之外，醫生也會開藥舒緩疼痛與肌肉緊張，或幫助恢復神經功能，戴上固定頸椎的護具，協助患部靜養，亦可利用按摩減輕症狀。

對頸部施行「阻斷注射療法」具極大風險

最後要介紹消除疼痛的治療方法。一般骨科的除痛療法包括注射療法，利用關節注射改善膝蓋疼痛，使用神經阻滯療法治療腰痛。遇到頸部疼痛的患者，亦可施以星狀神經節阻斷術或頸部硬腦膜外阻斷術等注射療法。不過，對頸部施行阻斷注射療法具有極大風險，通常不會在門診執行。

通常在膝蓋與腰部注射不會產生任何副作用，萬一發生問題也不至於危害性命。唯有**針對脖子進行阻斷注射療法時，輕則可能導致頸部神經麻痹，重則甚至會停止呼吸致死。因此一定要住院診療，在麻醉師的監督下進行**，必須做好萬全準備，遇到緊急時刻立即應變處理，才能施以阻斷注射療法。另一方面，針對疼痛部位的肌肉進行局部性注射，相對之下比較安全。

脖子疼痛時先看醫生，切勿自行處理

相信讀者都能了解脖子治療在臨床診療、醫學觀點等方面遭遇的重重難關，這個現況使患者無所適從。各位讀者做過本書的「脖子健康度檢測表」與「脖子僵硬的症狀檢測表」後，若發現自己也有符合的症狀，而且問題已持續一段時間，請務必就醫，接受專業診斷，這是治療的第一步。

出現下列四種情形時，請務必到醫療院所就醫：

❶ 出現「脖子故障度檢測表」中，有★標記的症狀。

❷「脖子引起的症狀檢測表」各個項目中，符合一個以上的症狀。

❸ ❶或❷的症狀持續一週以上。

❹ 靜養過後，❶或❷的症狀仍未見好轉，起床後仍會感到疼痛。

若出現肩膀痠痛、頭痛等症狀，請到附近的骨科診所或內科就醫。如果平時感冒習慣去看的醫院或診所就在住家附近，不妨先掛號求診，把症狀告訴醫生，如有必要，醫生會幫你轉診到大型醫院的骨科。

出現手腳發麻等症狀，代表脖子健康可能出了問題，最好前往大型醫院，接受磁振造影檢查。由於每家醫院診療脖子的專科不同，最好先到服務處洽詢，將主要症狀告訴對方，請對方建議看哪一科。醫院若設有「家醫科」或「一般內科」，請先掛其中一科，向醫師詳細描述症狀，再請對方幫忙轉介到適合的科別。

磁振造影是目前用來檢查許多疾病的方法，也是檢查脖子最好的方式。雖然照X光也能看出脖子是否長骨刺、掌握大致狀況，但磁振造影可以精密地從各個角度清楚看出頸椎、脊椎、脊髓、椎間盤等部位的狀況，較容易做出正確判斷。

看醫生、查原因，確認是否為重大疾病

我們醫生的職責就是治療脖子，應該視症狀做出「正確判斷」。脖子問題通常出在年齡增長的老化現象，或使用過度導致耗損退化，絕大多數都不需要動手術，換句話說，是生活型態出了問題。儘管如此，依然有些病例已惡化到必須立刻動手術，或是因**罹患癌症或風濕等其他疾病，導致脖子健康出狀況。**

醫生必須先詳細詢問患者所有症狀，搭配X光或磁振造影等檢查，才能找出真正原因，確切診斷是否隱藏重大疾病。由於治療方法很有限，這一點增加了脖子治療的困難度。脖子是人體最重要也最脆弱的部位，出問題很可能危及性命，正因如此，第一步一定要看醫生，了解目前症狀的發生原因，弄清楚原因才知道如何治療。從客觀角度了解自己的脖子狀況後，不僅要接受適當的治療，也要在日常生活中努力維持脖子健康，才能避免症狀惡化。

整骨師非醫師，請避免按揉脖子

出現肩膀痠痛、頭痛、肩胛骨疼痛、腰痛等症狀時，絕大多數民眾都會尋求按摩等民俗療法。事實上，到我診所求診的患者中，有很多人定期接受按摩或脊椎矯正等治療。話說回來，這些隨處可見的民俗療法，究竟會對脖子造成什麼影響呢？

先到醫療院所就醫，確認脖子的狀況

許多肩膀痠痛、背痛、麻痺、頸部疼痛等症狀都起因於脖子問題，常見的民俗療法包括按摩、針灸、接骨、整骨、整體、脊椎矯正，通常都在接骨所、整體院這類以「院」、「所」、「堂」、「館」取名的地方進行，有些患者甚至分不清這些地方和醫院或

基層醫療院所有何差別。

我經常聽到患者說：「我一直都有看醫生。」仔細追問才發現，他們去的地方其實是從事民俗療法的「○○院」或「○○館」。一般來說，整體、按摩、針灸等民俗療法是由具備相關證照的專業人士來施術，這些施術者不是醫生，所以不能從事醫療行為。醫療行為包括X光檢查、開立藥方等，**民俗療法的目的在於舒緩症狀，因此以對症療法為主。**

許多從事民俗療法的施術者都是經驗豐富、技術高超的專業人士。不過，確實有許多患者長期接受民俗療法治療，症狀卻不見好轉，或是反而惡化，疼痛越加強烈，甚至出現麻痺感，最後只好到醫院或診所就醫。我並不否定民俗療法，但容我再次強調，各位**一定要先到醫院就診，確認脖子或其他部位是否出現異常，再視情形選擇民俗療法。**

請勿輕易接受整體與脊椎矯正療法

接下來，請跟著我一起詳細了解與脖子有關的民俗療法。許多患者出現肩膀痠痛、頭痛、肩胛骨痛、背痛等症狀時，第一反應就是尋求按摩、指壓、針灸、整骨、接骨、整體、脊椎矯正等民俗療法。

在日本，從事按摩與指壓治療的施術者必須取得「按摩指壓師」資格，針灸需要「針師‧灸師」證照，整骨和接骨則應具備「柔道整復師」國家資格——凡是沒有考取證照、取得專業資格的人，絕對不能施行治療或開業；換言之開設針灸館、接骨所、整骨院、按摩指壓院的專業師傅，都得具備國家認證的專業資格。

不過整體與脊椎矯正這兩種民俗療法，日本政府沒有明文規定必須取得國家資格或證照。施行這兩種療法的人，被稱為整體師或整體療法士，有興趣的人可報考相關的專門學校，通過學校認證，不過學校認證只能算是民間資格。

身為骨科醫生，最怕遇到有脖子問題的患者輕易接受整體與脊椎矯正療法，讓不具有醫生資格的人治療脖子，這麼做對患者而言，風險很大。這些沒有官方證照的師傅或許經歷過完整嚴謹的訓練，經驗相當豐富，但他們接受的是「任何人都能做」的通訊教育，很多人實際幫患者治療後，反而讓患者的症狀加劇。

日本公告不可接受脊椎矯正治療的疾病

日本厚生勞動省在一九九一年六月二十八日公告的通函（醫事第五十八號）「醫業類似行為施行細則」中，明訂以下規定：

「下列疾病不適合從事脊椎矯正療法：腫瘤性疾病、出血性疾病、傳染性疾病、風濕、肌肉萎縮性疾病、心臟疾病。除此之外，接受徒手調整的手技治療，極可能導致症狀惡化的疾病，例如椎間盤突出、後縱韌帶骨化症、變形性脊椎症、頸椎狹窄症、骨質疏鬆症、寰樞椎半脫位、脊椎不穩定、脊椎側彎、脊柱裂、脊椎滑脫症等亦不適合。舉凡經醫生診斷罹患上述疾病者，不可接受脊椎矯正治療。」

通函中出現的所有疾病，幾乎都與脖子、脊椎有關。**根據這封通函的內容，有脖子問題的患者，千萬不要接受整體與脊椎矯正治療。**如果非不得已，請務必先就醫，接受醫生診斷，確認自己罹患的是否為通函指定的疾病，請教醫生自己現在的脖子狀況是否適合接受整體與脊椎矯正治療，獲得醫生同意後，才可接受治療。沒做好萬全準備就接受整體與脊椎矯正治療，很可能導致脖子症狀急速惡化，一定要特別小心。

適度按摩、指壓、針灸可促進血液循環

按摩與指壓主要由雙手施術，對改善血液和淋巴循環十分有效。這兩種民俗療法深入人心，不只街頭隨處可見指壓館，入住飯店旅館也能享受附屬的按摩服務。近幾

年更因應市場需求發展出各種不同類型，包括短時間快速按摩、護膚按摩、芳療按摩、腳底按摩，以及專門針對運動選手的運動按摩等；不過，有些按摩師沒有專業證照，消費時一定要張大眼睛。

針術是以不鏽鋼細針刺入穴道，或以按壓穴道等方式進行的民俗療法，能有效緩解疼痛、肌肉僵硬，促進血液循環。**灸術則是將灸放在穴道上的治療方法，利用熱氣促進血液循環，**有效減輕疼痛與肌肉僵硬。

民俗療法的種類與聰明利用法

按摩、指壓與針灸都能促進血液循環，很適合舒緩疲勞引起的肌肉僵硬與疼痛等暫時性症狀。若因脖子出問題感到肌肉僵硬或疼痛，只要症狀輕微，也能用來減緩不適感。唯一要注意的是，**按摩需要用力按壓，一定要請按摩師在按摩脖子附近時放輕**

力道，避免加重症狀。整骨與接骨的柔道整復師從事骨折、脫臼與跌打損傷等治療，主要療法為接回折斷的骨骼（接骨）、修復脫臼的關節（整骨）。基本上，柔道整復師施行的是日本特有的整骨術，與醫生進行的醫療行為不同。

柔道整復師不會照X光，無法診斷出神經異常或骨骼疾病，並以視診與觸診為主，搭配按摩、打石膏、夾板、貼布進行治療。整骨院與接骨所主要治療外傷引起的骨折，如遇到需要修復脖子或肩膀關節時，也會像整體和脊椎矯正療法一樣按揉脖子，此時一定要特別小心。雖說都是民俗療法，但內容各有不同。請務必先就醫，接受醫生診斷，再有效利用民俗療法，才能確保脖子健康。

第 5 章

「頸椎開刀技術」骨科醫師完整解析

是否動手術？如何選醫院？專家教你正確求醫

出現癱瘓症狀，會建議進行頸椎手術

無論罹患何種疾病，相信患者都會盡可能避免開刀。身為外科醫生，我動過無數手術，當自己變成病人時，我也會有相同的感受。每個人都害怕手術刀劃開身體的感覺，擔心開刀失敗的後果，等真正動了手術，又擔憂是否真能治癒。

手術既然是人為的，就不可能保證百分之百成功。請容我再次強調，脖子雖是細長狹窄的空間，維持生命不可或缺的脊髓與血管等卻貫穿其中，可說是攸關性命的重要部位，稍不注意就可能危及生存，即使保住一命，也可能留下四肢癱瘓的後遺症；頸椎手術需要高度專業與細膩精準的開刀技術，難度相當高，絕不是可以隨便選擇的治療方法。

當脖子出現問題，會產生肌肉僵硬、疼痛、麻痹等各種症狀，事實上，這些症狀

「沒有嚴重到需要動手術」。即使診斷出罹患頸椎病、椎間盤突出等疾病，只要視症狀適當治療，用心調整生活型態即可獲得改善，絕大多數患者並不需要開刀。事實上，因症狀惡化嚴重影響日常生活而必須動手術的比例，占整體患者的百分之五以下。

頸椎手術風術極高，完善預防勝於治療

當患者出現麻痺與疼痛等症狀，很少醫生會因此建議開刀。考量手術難度與開刀部位的風險，頸椎手術的風險遠超過開刀效果。反過來說，**通常只在患者出現癱瘓症狀，不良於行，屬於病狀嚴重者，醫生才會在高風險下認為手術可以發揮效果，選擇手術一途**。話說回來，開刀真的能治癒病狀嗎？

若能斷言「可以治癒」，身為醫生的我也會覺得很開心。遺憾的是，實情並非如此，即使開刀，現有的麻痺與癱瘓症狀也無法完全消除。假設手術前的癱瘓為十級，

手術後能恢復到五級就算成功，有時候甚至還會惡化，希望各位在考慮動頸椎手術時一定要再三思量。

令人感到無奈的是，頸椎手術的風險相當高，即使每個步驟都做得很精準，順利完成手術，效果也可能不如預期來得好。手術只能當成最後手段，**通常醫生會依患者症狀進行牽引治療，患者也要配合改善生活型態，避免造成脖子負擔，這才是治療脖子問題的主要方法。**

脖子絕對不是可以隨意開刀的部位，即使開刀也不代表能立刻治癒，很遺憾的是，醫界目前尚未找到劃時代的革命性治療方法，只能按部就班地鍛鍊頸部，耐著性子長期治療，努力維持脖子健康，雖然棘手又耗時，但這才是最有效的治療方法。

下半身行動有障礙，代表脊髓已受損

話說回來，通常在哪些情況下，醫生會建議患者動頸椎手術呢？動頸椎手術必須具備高超技術，除此之外，是否開刀、該選擇做哪項手術，也是很重要的關鍵。診斷頸椎問題相當困難，在誤診狀態下動刀也時有所聞。如果真的誤診而動刀，術後不僅無法恢復健康，還可能更加惡化。

診斷時，基本上要綜觀臨床症狀，例如患者手腳的運動功能與知覺功能的損害程度，並搭配磁振造影、電腦斷層掃描、照X光片等影像檢查。**影像檢查主要在於了解脊髓受到何種程度的壓迫、骨頭的退化程度、頸椎是否不穩定、韌帶是否骨化等情形，**才能鉅細靡遺地做綜合診斷。

下肢或下半身出現某些症狀，影響日常生活的患者，是頸椎手術的主要對象。出現這類狀況時，通常是因為上半身既有的肌肉僵硬、疼痛、麻痹等症狀惡化，蔓延到下肢或下半身所致。

醫生會建議動手術的各種頸部疾病

下肢症狀包括必須扶著扶手才能上下樓梯、在暗處無法上下樓梯、無法行走奔跑、站立時覺得腳步虛浮等，嚴重時還可能出現膀胱障礙、直腸障礙。**症狀蔓延到下肢代表脊髓出現問題，若置之不理，極可能出現脖子以下癱瘓的痙攣型四肢麻痹，這種情形下，手術治療是第一選項。**此外，只出現上半身症狀卻嚴重影響日常生活機能者，例如無法拿筷子、沒辦法扣釦子時，醫生也可能建議動刀。

仔細比對患者的症狀和影像檢查是否一致後，接下來，醫生必須評估手術效果，假如動刀可以改善症狀，必須判斷應進行何種手術。唯有謹慎診斷並進行適當手術，才能讓頸椎手術為患者與醫生帶來好的結果。

在選擇手術類型時，要充分考慮患者的職業、日常生活型態、年齡與社經地位。舉例來說，即使症狀只出現在上半身，若患者的職業需要靈活地運用雙手，醫生有時也會建議動刀。一般來說，**頸椎狹窄症（脊髓貫穿的脊髓腔變窄）、頸椎病、頸椎後縱韌帶骨化症、頸椎半脫位、頸椎間盤突出等，是醫生最常建議患者動手術的疾病。**

治療頸椎間盤突出，以不開刀為原則

頸椎間盤突出好發於三十到五十九歲，也是近年來患者人數不斷增加的頸部疾病。頸椎間盤突出係指位於頸椎骨塊間，用來緩衝壓力的椎間盤，為了某種原因偏移脫位，進而壓迫神經，引發疼痛的疾病。通常在兩種情形下發作：一種是當脖子突然做出某個動作，造成頸部壓力時，椎間盤很可能往外衝出，引起症狀；另一個成因則是錯誤的身體姿勢，讓頸部承受極大壓力而慢慢移位，隨著時間演變，出現越來越嚴重的症狀。

頸椎間盤突出最大的特徵，是會產生令人無法入眠的劇烈疼痛。頸椎有七塊骨塊，每個骨塊之間都有椎間盤。不同塊椎間盤移位壓迫到的神經皆不一樣，該神經通過的地方會產生強烈疼痛。**最容易引發身體功能障礙的，是由上往下數，第四到第七**

頸椎的椎間盤突出，此時身體兩側的其中一邊，會出現從肩膀到手臂（上手臂），或肩胛骨到背部的劇烈疼痛。此外，當椎間盤突出處屬於重要部位，或往外突出的狀況很嚴重，患者除了感覺疼痛之外，還會出現手部或手臂麻痹、無法靈活運用手指、下肢發麻或步行困難等症狀。

頸椎間盤突出會引起難忍的劇烈疼痛

頸椎間盤突出會產生劇烈疼痛，患者通常都做好開刀的心理準備。此時評估動手術的條件與其他情形一樣：當下肢出現症狀且症狀逐漸惡化，或最後很可能導致癱瘓時，一定要進行各種檢查與評估才決定是否開刀。無論疼痛多麼劇烈，只要症狀集中在肩膀、手臂、肩胛骨、背部等上半身，基本上就不太會動手術。不過還是有特例存在，由於開刀可早日消除疼痛，有些運動選手為了避免影響自己的職業生涯，會選擇動手術。

當突出的椎間盤變小、萎縮，不再壓迫神經，疼痛便逐漸減輕；疼痛的高峰期大約維持二到三週，之後會轉變成鈍痛與麻痺，通常只要幾個星期到半年即可痊癒。在這段期間，醫生會開立止痛藥物，並讓患者裝上護頸，要求靜養，這是頸椎間盤突出的基本治療法。

即使動手術，頸椎間盤突出仍可能復發

除了手術風險高、靜養可消除疼痛之外，不以開刀方式治療頸椎間盤突出還有其他理由。頸椎間盤突出是一種很難根除的疾病，罹患本症的患者大都因為工作或生活習慣，平時就讓脖子處於壓力狀態。此外，**退化的椎間盤無法復元，即使開刀消除疼痛，一段時間後，別的椎間盤就會移位，或是原本的椎間盤再次突出，不斷復發。**

關鍵在於，頸椎手術無法一做再做，二次手術具有相當的技術難度。我必須再次強調，脖子連結許多重要器官，包括脊髓等神經與血管，要在這樣的部位做兩、三次手術是極為困難的事，自然也不能因頸椎間盤突出復發而再次動手術。

正因如此，**除非頸椎間盤突出的症狀極度嚴重，否則一般骨科醫生不會建議動手術。**若你罹患頸椎間盤突出，明明只有上半身出現症狀，醫生卻建議你動手術時，請務必前往其他醫院尋求第二意見。話說回來，醫生可能基於其他特殊原因才建議開刀，不代表建議開刀就是錯的，因此也聽聽其他醫生的意見吧！對你絕對有幫助。

頸椎手術，分為「前路」與「後路」

頸椎手術分成從頸部前面開刀與從後面開刀兩種，這兩種手術方式都需全身麻醉。從頸部前面開刀的手術稱為「頸椎前路固定術」。頸椎前路固定術主要針對頸椎間盤突出患者進行，當患者罹患骨刺壓迫神經的頸椎病，或後縱韌帶鈣化的頸椎後縱韌帶骨化症，就會從頸部前方開刀。不過，若合併頸椎狹窄症（脊髓貫穿的脊髓腔變窄），就會從頸部後方開刀。

頸椎前路固定術（請參照第125頁）須先沿著頸部前方的皮膚紋路切開五公分，打開氣管和頸動脈之間，露出頸椎，再以機器撐開固定，確保術野（手術時視力可及的範圍）。接著取出突出的椎間盤、骨刺與鈣化的韌帶，徹底根除壓迫脊髓與神經、導致疼痛和麻痺的病因。由於四周都是絕對不能受損的重要器官，因此需要極度精準細膩的手法。

清除完突出的椎間盤與骨刺後，頸椎內部會產生縫隙。**最後將從患者身上取下的部分髖骨（髂骨）埋入縫隙裡（植骨融合），固定頸椎。**近年來除了患者的自體骨之外，還會使用異體骨、金屬板、生物陶瓷、鈦合金等物體取代。

從頸部後方開刀的三種手術方法

從頸部後方開刀的手術大致分成「椎板整形術」、「椎弓切除術」、「頸椎後路固定術」三種。椎弓是形成脊髓腔的骨塊，脊髓腔是脊髓通過的地方。

因脊髓貫穿的脊髓腔變窄而壓迫脊髓的頸椎狹窄症，是進行椎板整形術（請參照第126頁）與椎弓切除術的主要對象。

頸椎後路固定術則是因風濕或先天性疾病引起頸椎半脫位（頸椎搖晃或偏移）的

患者，最常動的手術。頸椎後路固定術有時會單獨執行，有時也會與椎板整形術、椎弓切除術同時並行。

固定術採用的金屬固定方式相當多，本人研發的三井式頸椎固定器也是其中之一。這項固定法已行之有年，具有絕對的安全性。椎板整形術與椎弓切除術都要在**頸部後方切開一個十到十五公分的直向切口，切開椎弓、撐開脊髓腔，**在脊髓後方做出空間，避免壓迫。椎弓切除術要切除椎弓中心，撐開脊髓腔；椎板整形術則是切開椎弓的一邊，將其左右撐開，增加脊髓腔裡面的空間。這是兩者之間手術方法的區別。

頸椎前路減壓融合固定手術

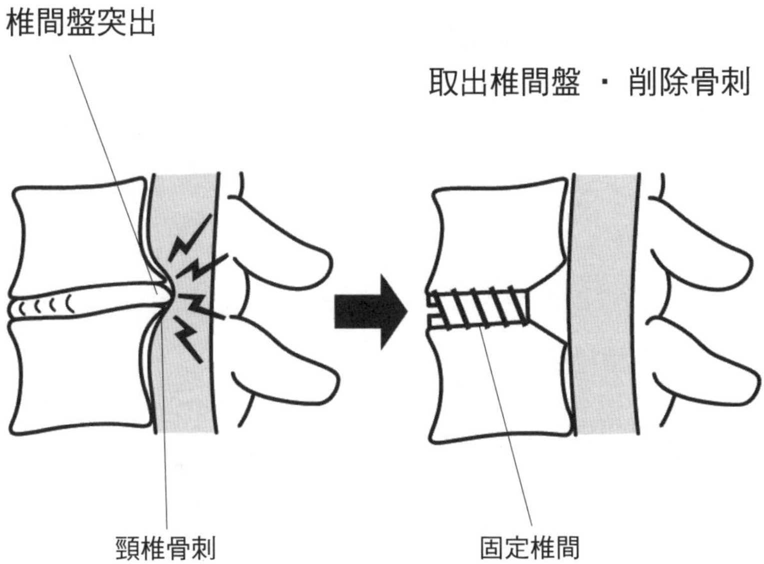

椎板整形術與三井式頸椎固定法

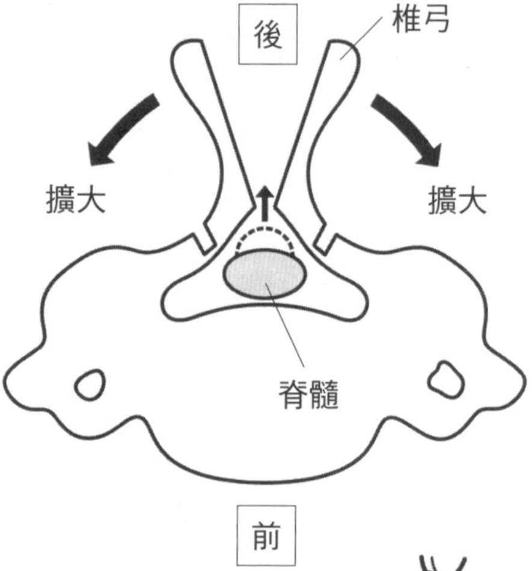

〈椎板整形術〉

直向切割棘突，
擴大左右兩邊，
藉此消除對於脊
髓的壓迫。

〈三井式頸椎固定器〉

以螺絲固定金屬
固定器

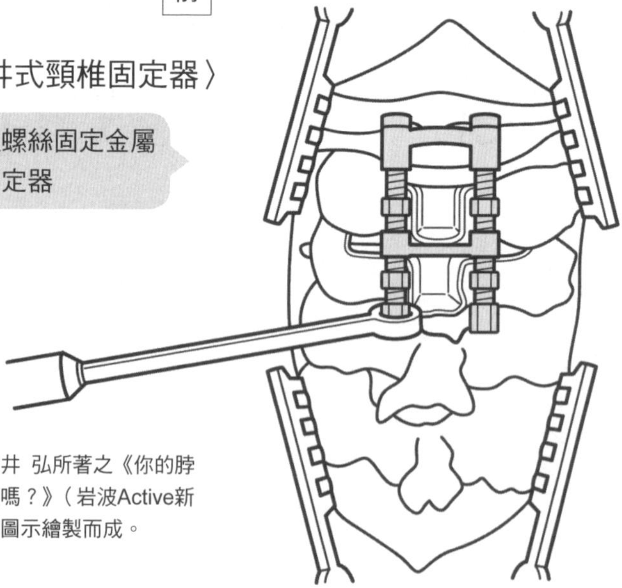

根據三井 弘所著之《你的脖子健康嗎？》（岩波Active新書）的圖示繪製而成。

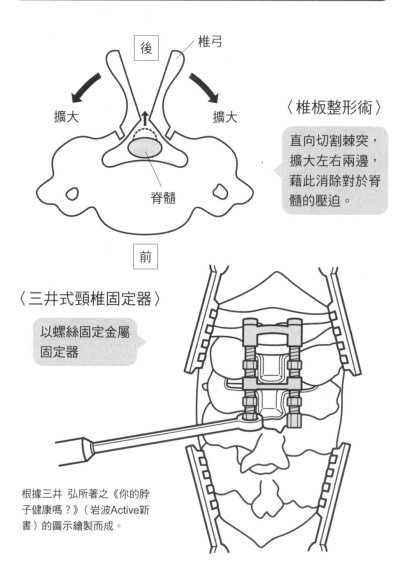

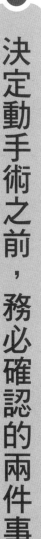

決定動手術之前，務必確認的兩件事

對患者來說，選擇醫療機構是一項難題。假如你面臨了可能需要動手術的情形，該如何選擇醫院？接下來將針對這一點詳加說明。

出現劇烈疼痛或下肢出現症狀時，請務必一開始就去可做詳細檢查，規模較大的綜合醫院。到一般診所或基層院所就醫也可以，診療後醫生若認為需做進一步檢查，亦會介紹患者到有信譽的綜合醫院，進行磁振造影檢查。

選擇醫院與診所時一定要先收集資料，了解醫生是否積極治療頸椎與頸部疾病、醫院是否有專攻頸部疾病的專業醫生。每家醫院都有其擅長治療的專科，有些醫院網羅優秀的消化內科醫生，專門醫治肝臟等消化器官疾病，成為消化內科權威醫院；不過，其在消化內科以外的領域，不見得有所成就。即使是知名的骨科醫生，也可能專攻膝關節，對於頸部和頸椎疾病不甚了解。建議尋找專治頸部和頸椎疾病的醫院與醫生，才能獲得最好的治療。

選擇醫師的指標：專業度、信用度、手術實績

目前市面上有許多介紹醫院相關資訊的雜誌與書籍，還能透過網路蒐集詳細資料。需注意的是，這些資料未必正確，千萬不要囫圇吞棗，先掌握關鍵資訊，**鎖定幾間醫院與診所，再上官方網站查詢院內是否有專攻頸部與頸椎疾病的專業醫生，了解一年動幾台頸椎手術（最好連同各種術式數量一併查詢）。**每年手術台數以超過五十台為理想狀態，至少也要有十台，請盡量避免一年低於十台手術的醫院。

決定接受手術時，還要注意醫生專業性。確定自己要動哪項手術後，請事先確認該醫生每年親自動該項手術的台數。一般來說，大醫院的資深醫生還要負責培育年輕

醫生。專業性越強、醫術越好的醫生，有義務將自己的技術與知識傳承下去，培育更多傑出醫生。若負責執刀的是年輕醫生，通常會有資深醫生陪同開刀，監督整個開刀過程，這一點也要事先確認。綜合上述內容，動手術之前，請務必確認以下兩點：

- **該醫院在頸部和頸椎治療和手術上，有多少實績？**
- **是否由自己信任的醫師執刀或有信譽的醫生陪同？**

專家教你如何聰明求醫

最後我要模擬一個情形：假設我不是骨科醫生，而是內科醫生，並且是一名罹患頸部疾病的患者，我會如何尋找適合的醫生？各位不妨參考我的模擬過程，做為日後選擇醫院的參考。

發現疼痛 脖子疼痛長年累積，某天手臂發麻嚴重影響生活

過去一年右肩到頸部持續發生肌肉痠痛等症狀，兩個月前連肩胛骨下方也開始疼痛。我懷疑這是長年累積的慢性疲勞所導致，無論原因為何，疼痛真的很劇烈。這一個星期我每天晚上痛醒過來，手臂出現輕微的發麻現象，於是我回想起在大學唸過的

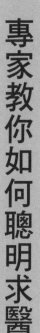

骨科知識，覺得自己可能是頸椎出問題。由於疼痛已經嚴重到影響我的日常生活，讓我沒辦法專心看診，決定去看骨科醫生。

我上網搜尋「頸部」、「頸椎」、「疼痛」等關鍵字，找到無以計數的資訊，這才發現，原來有這麼多人受頸部問題所苦。我發現幾家醫院有介紹頸椎疾病的相關訊息，於是打開他們的官網，確認骨科醫生的專業領域、頸椎手術的實績，以及頸部健康資訊。最後決定前往A醫院，掛某位骨科醫生的門診。

醫院就診　做X光檢查，發現頸椎第四到第六頸椎處長出骨刺

我前往A醫院的骨科門診。我向醫生詳細描述自己過去一年身體出現的症狀，以及現在的狀況。由於擔心說太多反而讓醫生一頭霧水，我事前做了筆記記錄重點，幫助醫生更快了解我的狀況。醫生要我拍X光片，結果發現真的是頸椎出問題。該位醫生以原子筆指著X光片第四到第六頸椎處，態度輕鬆地說：

「從片子裡可以看出這一帶長了骨刺，按照你的疼痛狀況來看，應該不是頸椎間盤突出。安全起見，還是做一下磁振造影好了。」

我預約好一個星期後做磁振造影便回家了。雖然我的醫生看起來還不知道問題出在哪裡，但他的解說很明確，對我的問題也有問必答，感覺值得信賴。

報告結果 罹患頸椎病，進行牽引治療改善疼痛

為了看前幾天做的磁振造影檢查報告，我再次前往門診報到。我的主治醫一如往常看著磁振造影的影像，對我詳細說明結果。我確實沒有頸椎間盤突出，我罹患的是頸椎病。唉！這個結果並沒有比較好。儘管沒有立即開刀的必要性，但我若繼續維持以往的習慣，過度使用脖子，將來症狀一定會更嚴重，甚至可能惡化成頸椎間盤突出。一想到這裡就覺得忐忑不安。**醫生強迫我好好休養，再三叮嚀不可以打高爾夫，平時要刻意放鬆頸部，診療病患時也不要低著頭看電腦。**

我問醫生可不可以把磁振造影片帶回家，醫生爽快地答應了，他說會給我拷貝影像；我再次提出無理要求，說我想要原始檔案。由於磁振造影屬於個人情資，照理說，當事者有權帶走。磁振造影拍的是我目前的脖子狀況，若將來脖子出了任何問題，我只要向醫生提出○月○日拍的磁振造影片，即可立刻掌握最新變化。

若現在看的主治醫生日後跳槽到其他醫院，或是五年後我的病例被銷毀，我只要擁有原始資料便無須擔心。

不僅如此，我還拜託醫生讓我看判讀影像的放射科醫生所寫的檢查報告，醫生也一口答應給我影印本。我當場確認自己沒有合併其他疾病或骨質疏鬆症，終於鬆了一口氣，並向醫生道謝。醫生開了止痛藥和舒緩肌肉緊張的肌肉鬆弛劑給我，我到另一個診間做了二十分鐘的牽引治療，回家時覺得身上的疼痛減輕不少。

放射科醫師會依據磁振造影片寫下判讀報告

以上就是我的模擬過程。整個模擬過程的重點如下：**如有做磁振造影，請將原始檔案帶回家；請醫生提供判讀影像的放射科醫生所寫的檢查報告。**只要擁有原始的磁振造影片以及放射科醫生判讀的疾病診斷報告，未來脖子健康再次惡化，或到其他醫院就醫時，就能派上用場。

從X光片、磁振造影、電腦斷層掃描等影像看出異常狀況，這樣的行為稱為「影像判讀」，由放射科醫生執行。如果是一般的X光片，其他科醫生也能判讀；但若要從精密的磁振造影或電腦斷層掃描等影像中，找出器官和血管的微小異常，必須由精通影像判讀的醫生來做。

磁振造影片須由放射科醫生來判讀，寫完報告後附在磁振造影片上，轉交給各科主治醫生。各科主治醫生參考該份報告，再依據實際影像進行診斷。

病人有權取得個人病症的造影片和診斷書

有些患者不知該如何向醫生提出問題，也不知可以請醫生提供哪些幫助，因此無法開口要求拿走磁振造影的原始檔案（非拷貝資料），更不敢說要看放射科醫生寫的報告。請大家務必記住這一點：**支付費用申請自己的磁振造影片與診斷書是患者的權利之一，無須覺得不好意思，不妨大方開口。**

唯一要注意的是，放射科醫生所寫的報告裡有許多專有名詞，患者即使拿到可能也不了解其意。建議請醫生在報告裡註明診斷結果，亦可請醫生逐條寫下注意事項。

若你提出要求，醫生卻給你臉色看，或推說醫院規定不可以，即代表該位醫生與醫院不值得信任，請務必改赴其他醫院，由其他醫生看診。現在許多大型醫院開設了第二意見門診，可同時諮詢多位醫生的專業意見。

此外，現代醫生都有**「知情同意」的概念，治療患者前一定要告知足夠的訊息，獲得患者同意才能進行醫療處置**。在這樣的時代裡，若醫院與醫生不願意將磁振造影片交給患者，或拒絕向患者說明與病情有關的資訊，那是嚴重違背醫德，未善盡醫者該有的責任。

第6章

脖子QA診療室，找回頸椎自癒力

你知道，睡眠不足也會對脖子造成負擔？

肩膀痠痛久治不癒，按摩也無法改善

Q 我的肩膀痠痛得很嚴重，每週要做二至三次的快速按摩，請問我的身體到底哪裡出問題？

A 按摩只能暫時紓緩疼痛，無法矯正脖子，每天從事輕度運動，有益改善症狀。

肩膀痠痛時，按摩可以舒緩症狀，讓身心舒暢。接受按摩的當下確實會讓人感到放鬆，但這不過是一時的權宜之計，通常經過三十分鐘左右，便會再度感覺肩膀痠痛。肩膀嚴重痠痛的主要原因在於頸椎骨塊出現異常。**按摩只能舒緩肌肉疼痛，對於頸椎異常完全沒有功效。**

你是否長期用錯誤姿勢工作？每天都一直使用電腦？是否每天背著大量文件跑客戶？每天覺得脖子不舒服的人，請務必養成睡前從事輕度運動的習慣。我推薦第76頁介紹的「脖子矯正法」，**輕度運動可促進肌肉的血液循環，舒緩肩膀痠痛問題。**

此外，不要長時間工作或唸書。無論做任何事情，每小時必須休息十分鐘。當一個人越專心做某件事，心臟越無法將大量血液運送至大腦，導致血壓上升，末梢血管的血液循環不佳，肌肉便越來越僵硬；這個現象不只引發頭痛與眼睛疲勞，還會導致肩膀痠痛。

充足睡眠也很重要，**盡量每天睡滿七至八小時。睡眠不足是累積疲勞的主要原因，當身體累積疲勞，就會對脖子造成負擔。**如果平時很注重上述事項，卻還是無法消除肩膀痠痛，則可能是其他部位出問題。請務必到骨科就醫，尋求專業醫生的意見。

曾經頸椎挫傷，後遺症令人煩惱

Q

十年前我出了一場車禍，導致頸椎挫傷，當時花了三個月治療才痊癒，但現在每次感到疲勞就會復發。最近還出現肩胛骨疼痛與手部發麻等症狀，請問頸椎挫傷是否無法治癒？

A

很遺憾，你的症狀應該不是單純的頸椎挫傷，可能另有原因或罹患其他疾病，建議盡快就醫檢查。

許多到我診所長期看病的患者會抱怨：「我的頸椎挫傷一直沒辦法痊癒。」其實這類患者的問題並非頸椎挫傷，很可能罹患了頸椎間盤突出。**手部發麻代表通過頸椎**

的神經受到壓迫或拉扯，此時請務必做頸椎牽引治療，戴上護頸，盡可能躺著靜養，千萬不要隨便找人按摩。可以自己用手按摩頸部肌肉，但一定要小心。

以受傷的脖子支撐頭部會引發痛感，從事頸椎牽引時，盡可能不要坐著，選擇躺著牽引的方式，避免造成脖子負擔；同時口服消炎藥或止痛藥來紓解疼痛，直到病情改善、疼痛消解為止。在這段期間裡不要熬夜工作，也不要從事運動或外出遊玩。治療手部發麻與肩胛骨疼痛時，短則需要數週，長則需要數月才能痊癒。

遭受頸椎挫傷等傷害，會增加頸部病變的風險，平時應維持正確姿勢，避免造成脖子多餘負擔。千萬不可提重物，如果不得不帶重物出門，請多利用後背包或有輪子的行李袋，盡量放鬆脖子，減少脖子的負擔。

經常落枕，是否該提防頸椎病

Q

我最近經常落枕，是不是罹患了頸部疾病？

A

壓力、缺乏運動、睡又高又硬的枕頭、過量飲酒等，都是導致落枕的原因。請先從改善生活習慣做起。

壓力會導致落枕，其作用機制相當簡單。當生活充滿壓力，睡眠時也會下意識地感到緊張，使得身體僵硬，此時想翻身，身體卻跟不上，就會因此落枕。此外，枕頭也很重要，又高又硬的枕頭容易導致落枕，**請務必選用體積較大、材質柔軟且高度較低的枕頭。**

另一方面，大量飲酒也是引發落枕的原因。當一個人喝酒喝到意識模糊，無法確實控制自己的身體，睡眠期間即使扭到脖子也不會感覺疼痛，直到早上起床才發現自己落枕了。大多數容易落枕的人都缺乏運動，相對地，平時經常活動身體、有運動習慣的人不易落枕。這些人即使受到壓力影響全身僵硬，也會下意識地舒緩疼痛和衝擊力道，避免落枕。

不小心落枕時，若第二天起床後症狀逐漸改善、疼痛慢慢減輕，即代表症狀並不嚴重；如果痛到無法工作，不妨服用市售止痛藥、貼痠痛藥布（溫熱或清涼貼布皆可），或擦痠痛藥膏來減輕疼痛。接著，在自己做得到的範圍內慢慢活動頸部。如此一來，即可早日消除落枕造成的疼痛。切記絕對不可用力按摩或按揉，徒增痛苦。

用盡方法卻仍無法改善疼痛，影響到工作時，請務必到骨科就醫。我的診所就有許多落枕患者來掛號。**若落枕的痛楚日益嚴重，出現手腳發麻等新症狀，請立刻向骨科報到，因為可能罹患了頸部疾病**，卻誤以為是落枕，千萬不可掉以輕心。

坐著不動也會暈眩，卻找不到原因

Q 每次曬衣服、拿取高處的物品，我就會感到暈眩，是否應該去看耳鼻喉科？

A 可先至耳鼻喉科求診，若檢查不出問題，即可能是脖子出狀況。

大家一聽到暈眩，第一個想到的是「梅尼爾氏症」。此疾病起因於內耳腫脹，其最大特徵就是「坐著不動也會暈眩」。相對於此，**因脖子問題引發的暈眩，不會在安靜狀態下產生，常見於轉動頸部、抬頭或低頭、因為想要拿東西而突然改變身體方向、拿取放在高處的物品等情形之中。**

問題出在椎動脈。當頸椎變形出現異常，就會壓迫椎動脈，加上揉捏、轉動頸部或抬頭等動作，造成椎動脈多餘負擔，血液循環就會遲滯，進而產生暈眩反應。另一個原因是通過脖子的自律神經（交感神經）產生病變。

通過脖子的自律神經與主掌平衡感的前庭耳蝸神經緊密相連，**過度使用脖子，使頸部肌肉緊張或受到拉扯，就會刺激交感神經，連帶刺激前庭耳蝸神經**，結果導致平衡感出現異常，產生暈眩反應。此時應先靜養，盡可能放鬆脖子。若暈眩症狀未見改善，請務必到骨科就醫，拍攝頸部X光或磁振造影。

五十肩、脖子緊繃，千萬不能輕忽

Q

我得了五十肩，雙手無法抬高，進行了輕度的按摩及運動，已經過了好幾個月都不見起色，到底該怎麼辦？

A

五十肩很有可能是「脖子」問題所引起。

許多原因在日積月累之下，都會引發五十肩，例如支撐肩膀的旋轉肌袖隨著年齡增長衰退，加上不合理的身體姿勢、缺乏運動等。**五十肩發作時，通常會從肩膀到上肢一帶產生疼痛，導致雙手無法抬高**，不過只要持續從事輕度運動，疼痛就會在不知不覺間消失，雙手也能正常抬起了。

話說回來，假如原因出自脖子，無論怎麼運動也不可能好轉。

若五十肩的疼痛異常強烈，過了好個月都不見起色，問題很可能出在脖子。不過患者很容易判斷錯誤，**若出現疼痛遲遲未癒、手部發麻、無法拿筷子等症狀，請務必立刻就醫。**許多人會利用按摩或針灸治療五十肩，若是脖子問題引起的五十肩，這麼做反而會刺激神經，讓發麻與疼痛越來越嚴重。

罹患頸椎狹窄症，醫師建議我動手術

Q

醫生宣告我得了頸椎狹窄症，建議我動手術，可是我不想開刀，請問這種病是否非開刀不可？

A

動頸部手術一定要慎重考慮。手術不僅有各種風險，症狀也很可能復發。應先考慮手術以外的治療方式，也就是保守療法。

頸椎狹窄症是頸椎骨塊老化導致退化引起的慢性疾病，好發於中年以後的族群。

亞洲人的骨架比歐美人小，脊髓通過的脊髓腔也較窄，幾乎所有亞洲人皆罹患此症。

不過**若只罹患此症，不會產生自覺症狀，這是頸椎狹窄症的最大特徵。**

假如併發其他疾病，例如形成骨刺的頸椎病，或是椎間盤突出等其他疾病，就會出現脖子劇痛、手臂發麻等症狀。換言之，即使開刀治好頸椎狹窄症，由於疼痛起因於其他問題，開刀後還是會痛，無法完全治癒。

做好平日保健「身體避免前彎、睡覺不用枕頭」

有鑑於此，我會特別請患者注意**平時應盡量避免「將身體往前彎」。若特別注意後，病情還是不見起色，就需要戴上護頸，避免從事劇烈運動或工作過勞。**同時搭配藥物治療，服用可減輕疼痛的消炎止痛藥，再加上物理治療，熱敷肩膀到頸部一帶，或是躺在床上牽引頸椎。唯一要注意的是，日本的醫院門診無法從事躺式頸椎牽引，不妨在家裡床上躺大字型，休息五到十分鐘；平日請盡量不睡枕頭，如果非用枕頭不可，務必選擇高度較低的產品。

進行上述療法後，若持續出現以下狀況而嚴重影響生活時，即可考慮動手術：

● 第一種情形是步行障礙（平時若不注重腰部健康，就會影響走路功能）。

● 第二種情形是膀胱、直腸障礙（排尿或排便困難），以及上手臂障礙（手部發麻、無力）。

遺憾的是，這些症狀絕大多數無法靠手術改善。各位一定要有個觀念，現階段頸椎手術的預防意義遠勝於治療，請不要對手術抱持過度期待。

一旦動過頸椎手術，就很難再次開刀，加上脖子屬於高風險部位，手術難度相當高，術後狀況也未必能滿足患者期待，因此我個人不建議動頸椎手術。

附錄

自我檢視「十大頸椎病變」，打造健康脖

電腦族近半肩頸痠痛，小心頸脊過勞會加速老化！

❶ 電腦病

電腦病是指長時間使用電腦、遊戲機引發的症狀統稱，其中大部分是長時間盯著螢幕所引起的症狀，因此又稱為VDT症候群（電腦終端機症候群）。從頸椎側邊拍攝X光片，會發現正常的S曲線完全消失，形成直頸（頸椎弧度消失）或頸椎後彎（頸椎呈現倒C形弧度）。

常見症狀包括肩膀痠痛、背部疼痛、眼睛疲勞、腱鞘炎等生理症狀，以及情緒低落、輕度憂鬱等心理症狀。由於電腦與遊戲機問世時間不長，醫界目前尚未釐清實際上會出現的所有症狀，以及對人體產生的影響程度，因此無法確立真正有效的治療方法。唯一可確定的是，長時間使用電腦與遊戲機，不只危害脖子健康，也會對眼睛、手指、腦部、背部、腰部等全身部位帶來負面影響。平時應注重休息，舒緩眼睛、手臂和身體疲勞。**請調整桌子與椅子高度，讓自己看電腦螢幕時，脖子不要往前傾，保**

持抬頭挺胸、下巴微微抬起的姿勢。

在所有電腦病症狀中，肩膀痠痛、頭痛、背痛、肩胛骨疼痛、手部輕微不適，或頭部、手臂、背部感覺沉重等，都是最常出現的症狀。疼痛型態並非劇痛，而是鈍痛。上述症狀大都起因於看螢幕的不良姿勢，脖子長期處於壓力之中，未來很可能惡化，導致椎間盤突出或頸椎病等嚴重疾病發生。換句話說，電腦病患者是最可能罹患頸部疾病的高危險群。

只要改善看螢幕的方法以及使用3C產品的方式，多休息、非必要絕不使用電腦、減少電腦的使用時間，就能改善絕大多數的電腦病症狀。雖說電腦是現代人不可或缺的用品，但使用過度容易引發頸部疾病，一定要適度，避免悲劇發生。

❷ 頸椎病

在所有頸部疾病中，這是最常見且好發於中高齡族群的疾病。長年對脖子施加壓力，導致連接頸椎的椎間盤失去彈性，變得脆弱。此時頸椎為了補足強度，開始形成骨刺（骨質突起），長此以往，骨刺會壓迫通過頸椎內部的神經根與脊髓，引發疼痛和發麻症狀。

初期症狀包括肩膀痠痛、背痛，肩胛骨一帶疼痛也很常見。骨刺的形成狀態與壓迫神經的方法會影響疼痛狀況，**有時背部兩邊都會痛，有時只痛單邊。不僅如此，也常出現後腦勺鈍痛、頭部感覺沉重、後腦勺感覺沉重等症狀。**嚴重時還會出現手腳發麻、手指無法靈活運用、沒辦法扣釦子或用筷子夾菜，甚至導致步行障礙、癱瘓等症狀。上述嚴重症狀出現時，即可能需要動手術。

頸椎病可從頸部X光片診斷出來，除非患者主訴疼痛症狀，否則一般來說無須做磁振造影與電腦斷層掃描。肩胛骨疼痛與後腦勺感覺沉重等症狀如遲遲未癒，請務必看骨科醫生，並拍攝X光片，尋求醫生的專業意見。

頸椎病最常用的療法是頸椎牽引；感到劇烈疼痛時，醫生會建議患者戴護頸。已生成的骨刺不會消失，只要維持正確姿勢，確保良好的頸部位置，避免過度使用電腦，改善引發疼痛的生活習慣，就能逐漸減輕疼痛。平日隨時注意脖子健康，維持不引發疼痛的生活型態，適度從事下半身與上半身運動，鍛鍊肌力，就是預防與治療頸椎病的最好方法。

❸ 頸椎間盤突出

頸椎間盤突出指的是連接頸椎骨塊的軟骨（椎間盤）往外移位，壓迫神經並引發劇痛的疾病，常見於三十到五十九歲成年男性。

椎間盤從二十歲開始老化，隨著脖子承受的沉重負擔慢慢退化。若在此過程中，脖子突然感到極大壓力，導致椎間盤往外移位，就會形成椎間盤突出。一旦椎間盤往外移位、引發突然劇痛，移位的椎間盤會慢慢變大，症狀越加嚴重（請參照第158頁）。

椎間盤突出的症狀特徵就是劇烈疼痛。好發於兩處，分別是從單邊肩膀往手臂（上手臂），以及肩胛骨往背部。患者通常會痛到無法動彈，晚上也睡不著。突出的椎間盤壓迫神經，該條神經所經之處都會感到疼痛。由於X光片無法照出椎間盤，因此必須拍攝磁振造影才能確認是否罹患椎間盤突出。

劇痛發作時請務必靜養，服用止痛藥消除疼痛。等到疼痛消失後，一定要立刻就醫，聽從醫生意見從事適度復健，並注意日常生活起居。若症狀還是越來越嚴重，甚至出現手腳感覺遲鈍或發麻、步行困難等症狀，請務必住院，**接受躺式頸椎牽引治療，或在局部麻醉的狀態下接受頸部硬腦膜外阻斷術**，視實際情況可能還要開刀。

椎間盤的突出部位就像柔軟海綿，只要躺在床上靜養，不去刺激或壓迫它，就能使其水分流失，逐漸變小，甚至被身體吸收。因此感到疼痛時一定要安靜休息，躺在床上不要起身，就能有效舒緩疼痛。依照症狀不同，靜養時間至少需要一週。確實靜養有助於早日消除疼痛，縮短治療時間，因此「靜養」可說是治療椎間盤突出最有效的方法。

此外，即使治癒，頸椎間盤突出的復發機率相當高。縮小的突出部位很可能再次移位，或換別的椎間盤往外突起。為了預防復發，應注意日常生活習慣，避免造成脖子負擔，養成運動習慣，維持全身肌肉量。

頸椎間盤突出

〈剖面圖〉

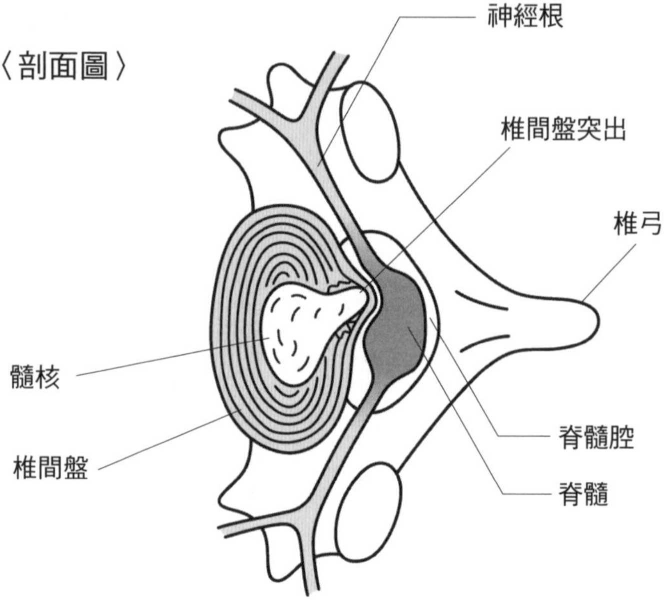

〈側面圖〉

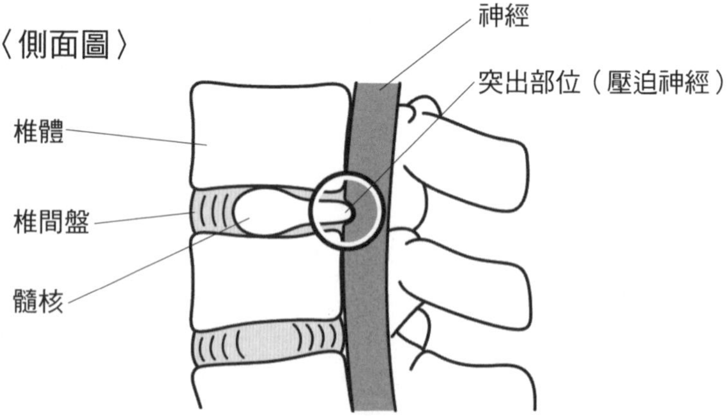

根據三井 弘所著之《頸部疲勞危害身體機能》（青春出版社）、《簡單易懂最新醫學　新版　膝蓋・腰部・肩膀疼痛》（主婦之友社）的圖示繪製而成。

❹ 頸椎後縱韌帶骨化症

頸椎前後各有一條韌帶支撐脖子，前方為前縱韌帶、後方為後縱韌帶。後縱韌帶骨化症起因於抬頭、低頭等動作太過頻繁，造成脖子負擔，加上年齡增長的老化現象，導致位於頸椎後方的後縱韌帶變硬鈣化，壓迫神經根與脊髓，引起手腳發麻、肩膀痠痛、背痛與肩胛骨疼痛。

罹患後縱韌帶骨化症的患者，可因縱韌帶的骨化型態分成兩種：一種會出現明顯症狀，另一種則毫無症狀（請參照圖161頁）。**無症狀的患者是因為韌帶從上到下連續骨化而無法活動，並未壓迫神經與脊髓，所以不會產生疼痛（連續型）**。另一方面，當韌帶出現一節一節的骨化現象，硬化部位與原本的柔軟部位參雜在一起，就會壓迫神經與脊髓，出現疼痛的感覺（節段型）。

頸椎後縱韌帶骨化症雖可從一般X光片中看出，但其中仍有許多不確定性，**若要**

確診，電腦斷層掃描會比磁振造影更精準。

罹患容易出現疼痛症狀的**節段型後縱韌帶骨化症，一定要接受治療**，若發生嚴重麻痹或癱瘓狀態，就必須開刀治療；如症狀輕微，醫生會要求患者戴一段時間的護頸，確實固定頸部。

有一派學說認為日本人習慣過和室生活，坐在榻榻米的位置較低，需要經常抬頭或低頭，因此罹患後縱韌帶骨化症的比例相當高。**西式桌椅如今已普及於一般家庭，後縱韌帶骨化症的患者會越來越少。**不過，此疾病無法以單一原因概括說明，還是請謹慎小心，避免引病上身。

頸椎後縱韌帶骨化症

〈連續型〉

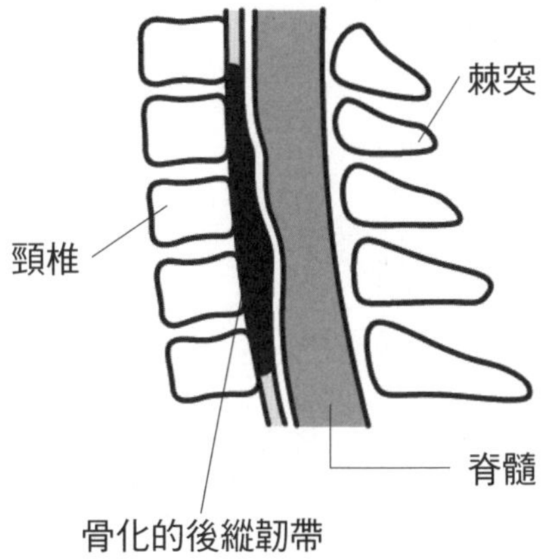

〈節段型〉

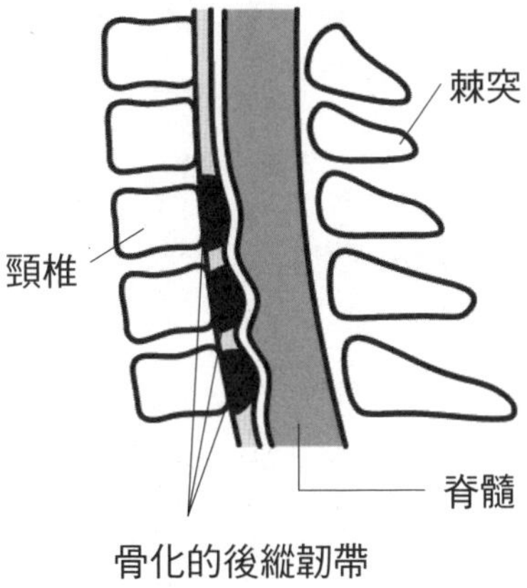

根據三井　弘所著之《頸部疲勞危害身體機能》（青春出版社）的圖示繪製而成。

5 頸椎狹窄症

頸椎裡有個椎孔重疊而成的通路，脊髓貫穿其中，因此稱為脊髓腔。當脊髓腔變窄，裡面的脊髓受到壓迫，就會導致四肢發麻或癱瘓，這就是頸椎狹窄症（請參照第164頁）。

亞洲人的頸椎骨塊比歐美人小，脊髓腔天生較窄。不過狹窄的脊髓腔並非罹患本症的原因，**通常起因於頸椎病、椎間盤突出、頸椎後縱韌帶骨化症併發頸椎狹窄症，壓迫變窄的脊髓腔**。其中最常見的是頸椎病併發頸椎狹窄症。變窄的脊髓腔加上骨頭形成硬刺，使脊髓沒有伸展空間，遭到壓迫，引發麻痹和疼痛症狀。

變窄的脊髓腔不會產生自覺症狀，不會感到疼痛或麻痹，透過拍攝X光片或磁振造影，能看出頸椎狹窄症及其他疾病，例如頸椎病等。疼痛或麻痹症狀嚴重時，可能需要開刀治療。至於其他治療方法，就跟治療頸椎病相同。

❻ 頸肩腕症候群

雖然出現肩膀痠痛、手臂疼痛、輕微頭痛、手部發麻等症狀，**檢查後卻找不出頸椎病、頸椎間盤突出、頸椎後縱韌帶骨化症等明確病因，這種狀況統稱為頸肩腕症候群。**過去使用打字機時，專門從事打字工作的人每天長時間敲擊鍵盤，引發肩膀痠痛、頭痛等症狀，當時即使用「頸肩腕症候群」這個名稱。

上述症狀可能是電腦病的前兆，即使當下沒有異狀，未來仍可能發展成頸椎病或頸椎間盤突出等嚴重疾病，平時請積極改善生活型態。

頸椎狹窄症

頸椎剖面圖

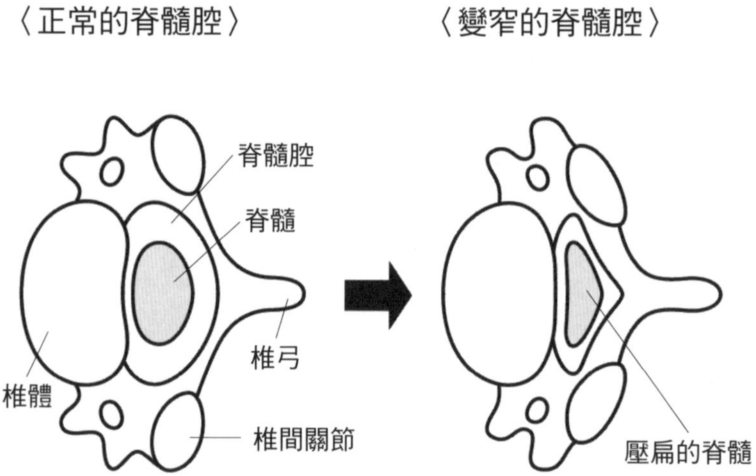

根據三井 弘所著之《頸部疲勞危害身體機能》（青春出版社）、《簡單易懂最新醫學新版　膝蓋・腰部・肩膀疼痛》（主婦之友社）的圖示繪製而成。

7 頸椎挫傷

大多數頸椎挫傷來自於車禍意外，車子撞擊時的力道導致脖子往前後劇烈搖晃，依據受傷程度，可分成以下四種：

- **挫傷型**：頸椎關節挫傷，出現頸部與肩膀疼痛等症狀。
- **神經根型**：脖子嚴重扭傷，通過頸椎內部的神經遭到強烈拉扯而受傷，導致顏面疼痛、手臂知覺麻痹等症狀。
- **脊髓型**：脖子嚴重扭傷，通過頸椎內部的脊髓受傷，發生足部發麻、步行困難、排尿與排便障礙等下半身症狀。
- **交感型（巴劉氏症侯群）**：交感神經受損所引起，產生頭痛、暈眩、視力障礙等症狀。

最常發生的是挫傷型，患者通常會出現脖子、肩膀、背部、手臂疼痛或頭痛等症狀。若是單純挫傷，只要確實靜養，一至二週即可消除疼痛。不過受到撞擊時，椎間盤很可能外移，造成椎間盤突出。隨著時間過去，突出的椎間盤越來越大、位移越來越明顯，有時須經過幾個月到一、兩年之後才會感覺疼痛。

在車禍中受到撞擊時，即使沒有外傷，也一定要到醫院拍磁振造影。此外，就算是車禍後過了幾週才感到疼痛，那場車禍仍很可能是造成疼痛的原因，此時務必到醫院拍磁振造影。如果車禍肇事責任不在自己，後續可能會有賠償問題需要處理，因此第一時間就要前往醫院檢查，避免節外生枝。

❽ 癌症（惡性腫瘤）

雖然機率很低，但是在脖子問題引發的各種疼痛中，癌症（惡性腫瘤）也名列原因之一。**在所有可能併發脖子疼痛的癌症裡，最常見的是肺癌。**由於肺部組織往上延伸至鎖骨上方，與頸椎相連，一旦癌細胞轉移到脖子組織，便會產生疼痛；若罹癌部位發生在肺尖部，極可能出現脖子疼痛的症狀。

癌症引起的頸部疼痛，最大特徵是**疼痛十分劇烈，即使入夜後躺在床上，疼痛也不見舒緩**（椎間盤突出的疼痛也很強烈，但只要靜養就會減輕，症狀會隨著時間過去逐漸緩解）。癌症引起的疼痛不會因為靜養而減輕，有時反而會越來越嚴重。若頸部劇痛持續一段時間，靜養後還更嚴重，請務必及早就醫接受診療。

⑨ DHS（頭顱下垂綜合症）

DHS是Dropped Head Syndrome的簡稱，中文名稱為「頭顱下垂綜合症」。本症主要起因於帕金森氏症與其他神經性疾病，發作時患者頭部往下垂，下巴幾乎碰到胸部，很難靠自己的力量抬頭。在頭部抬不起來的狀況下，患者無法看到前方，身體也無法保持穩定，步行困難，嚴重影響日常生活。醫生通常會對本症病患**採取物理療法，透過復健恢復身體功能，並讓患者穿上鐵甲衣，保持正確姿勢。**

⑩ 其他疾病的併發症

罹患其他疾病時，也可能出現脖子疼痛等症狀。例如風濕患者容易出現第一與第二頸椎移位，壓迫脊髓，引發寰樞椎半脫位，此時就會併發頸痛症狀。

此外，日本明治時代的俳人正岡子規是知名的脊椎結核病患者。當**結核菌入侵頸部與背部骨塊，就會引發脊椎結核病。患者的頸部到背部一帶會出現劇烈疼痛與發麻症狀。**

日本政府在戰後制定了結核病防治法，加上抗生素的普及，已成功治癒結核病，大幅減少患者人數。即使如此，結核病至今仍是工業先進國家感染率與致死率高居不下的疾病，它可透過空氣傳染，在不治療的狀況下，死亡率高達五成，絕對不可認為結核病是古代才有的疾病而掉以輕心。

HealthTree 健康樹　健康樹系列056

改善脖子僵硬，身體90%的疼痛都會消失

体の痛みの9割は首で治せる!

作　　者	三井 弘
譯　　者	游韻馨
主　　編	陳鳳如
責任編輯	鄧秀怡
封面設計	張天薪
內文排版	菩薩蠻數位文化有限公司

出版發行	采實出版集團
行銷企劃	黃文慧・王珉嵐
業務發行	張世明・楊筱薔・鍾承達
會計行政	王雅蕙・李韶婉
法律顧問	第一國際法律事務所 余淑杏律師
電子信箱	acme@acmebook.com.tw
采實官網	http://www.acmestore.com.tw/
采實文化粉絲團	http://www.facebook.com/acmebook

I S B N	978-986-5683-80-1
定　　價	280元
初版一刷	2015年11月27日
劃撥帳號	50148859
劃撥戶名	采實文化事業有限公司 台北市中山區建國北路二段92號9樓 電話：02-2518-5198 傳真：02-2518-2098

國家圖書館出版品預行編目資料

改善脖子僵硬，身體90%的疼痛都會消失/ 三井 弘作；游韻馨譯. -- 初版. -- 臺北市：采實文化, 民104.11
面；　公分. --（健康樹系列；56）
譯自：体の痛みの9割は首で治せる!
ISBN 978-986-5683-80-1(平裝)
1.頸部 2.健康法
416.612　　104020575

采實文化 ACME PUBLISHING

廣 告 回 信	
台北郵局登記證	
台北廣字第03720號	
免 貼 郵 票	

采實文化 ACME PUBLISHING 采實文化事業有限公司

台北市中山區建國北路二段92號9樓

采實文化讀者服務部　收

讀者服務專線：(02) 2518-5198

「改善脖子僵硬」身體90%的疼痛都會消失

体の痛みの9割は首で治せる！

三井 弘 著

游韻馨 譯

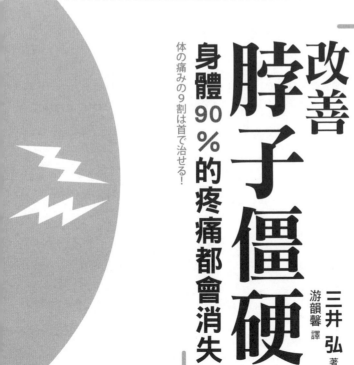

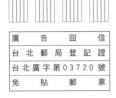

HealthTree 健康樹 **系列**專用回函

系列：健康樹系列056
書名：改善脖子僵硬，身體90%的疼痛都會消失

讀者資料（本資料只供出版社內部建檔及寄送必要書訊使用）：

1. 姓名：
2. 性別：☐男 ☐女
3. 出生年月日：民國　　年　　月　　日（年齡：　　歲）
4. 教育程度：☐大學以上 ☐大學 ☐專科 ☐高中（職） ☐國中 ☐國小以下（含國小）
5. 聯絡地址：
6. 聯絡電話：
7. 電子郵件信箱：
8. 是否願意收到出版物相關資料：☐願意 ☐不願意

購書資訊：

1. 您在哪裡購買本書？☐金石堂（含金石堂網路書店） ☐誠品 ☐何嘉仁 ☐博客來 ☐墊腳石 ☐其他：____________（請寫書店名稱）
2. 購買本書的日期是？____年____月____日
3. 您從哪裡得到這本書的相關訊息？☐報紙廣告 ☐雜誌 ☐電視 ☐廣播 ☐親朋好友告知 ☐逛書店看到 ☐別人送的 ☐網路上看到
4. 什麼原因讓你購買本書？☐對主題感興趣 ☐被書名吸引才買的 ☐封面吸引人 ☐內容好，想買回去試看看 ☐其他：____________（請寫原因）
5. 看過書以後，您覺得本書的內容：☐很好 ☐普通 ☐差強人意 ☐應再加強 ☐不夠充實
6. 對這本書的整體包裝設計，您覺得：☐都很好 ☐封面吸引人，但內頁編排有待加強 ☐封面不夠吸引人，內頁編排很棒 ☐封面和內頁編排都有待加強 ☐封面和內頁編排都很差

寫下您對本書及出版社的建議：

1. 您最喜歡本書的哪一個特點？☐實用簡單 ☐包裝設計 ☐內容充實
2. 您最喜歡本書中的哪一個章節？原因是？

____

____

3. 您最想知道哪些關於健康、生活方面的資訊？

____

____

4. 未來您希望我們出版哪一類型的書籍？

____

____